Norbert Konrad

Leitfaden der forensisch-psychiatrischen Begutachtung

Leitfaden der forensisch-psychiatrischen Begutachtung

Definitionen, Beurteilungskriterien und Gutachtenbeispiele im Straf-, Zivil- und Sozialrecht

Norbert Konrad

Georg Thieme Verlag Stuttgart · New York 1997

Anschrift:
Prof. Dr. med. Norbert Konrad
Freie Universität Berlin
Institut für Forensische Psychiatrie
Limonenstraße 27
12203 Berlin

*Die Deutsche Bibliothek –
CIP-Einheitsaufnahme*

Konrad, Norbert:
Leitfaden der forensisch-psychiatrischen Begutachtung : Definitionen, Beurteilungskriterien und Gutachtenbeispiele im Straf-, Zivil- und Sozialrecht / Norbert Konrad. – Stuttgart ; New York : Thieme, 1997

Umschlaggrafik:
Martina Berge, Erbach/Ernsbach

Geschützte Warennamen (Warenzeichen) werden **nicht** besonders kenntlich gemacht. Aus dem Fehlen eines solchen Hinweises kann also nicht geschlossen werden, daß es sich um einen freien Warennamen handele.
Das Werk, einschließlich aller seiner Teile, ist urheberrechtlich geschützt. Jede Verwertung außerhalb der engen Grenzen des Urheberrechtsgesetzes ist ohne Zustimmung des Verlages unzulässig und strafbar. Das gilt insbesondere für Vervielfältigungen, Übersetzungen, Mikroverfilmungen und die Einspeicherung und Verarbeitung in elektronischen Systemen.

© 1997 Georg Thieme Verlag,
Rüdigerstraße 14, 70469 Stuttgart

Printed in Germany

Satz: Mitterweger Werksatz, Plankstadt bei Heidelberg
Gesetzt auf: System 3B2
Druck: Druckhaus Götz, Ludwigsburg

ISBN 3-13-107141-9   1 2 3 4 5 6

Wichtiger Hinweis: Wie jede Wissenschaft ist die Medizin ständigen Entwicklungen unterworfen. Forschung und klinische Erfahrung erweitern unsere Erkenntnisse, insbesondere was Behandlung und medikamentöse Therapie anbelangt. Soweit in diesem Werk eine Dosierung oder eine Applikation erwähnt wird, darf der Leser zwar darauf vertrauen, daß Autoren, Herausgeber und Verlag große Sorgfalt darauf verwandt haben, daß diese Angabe **dem Wissensstand bei Fertigstellung des Werkes** entspricht.
Für Angaben über Dosierungsanweisungen und Applikationsformen kann vom Verlag jedoch keine Gewähr übernommen werden. **Jeder Benutzer ist angehalten**, durch sorgfältige Prüfung der Beipackzettel der verwendeten Präparate und gegebenenfalls nach Konsultation eines Spezialisten, festzustellen, ob die dort gegebene Empfehlung für Dosierungen oder die Beachtung von Kontraindikationen gegenüber der Angabe in diesem Buch abweicht. Eine solche Prüfung ist besonders wichtig bei selten verwendeten Präparaten oder solchen, die neu auf den Markt gebracht worden sind. **Jede Dosierung oder Applikation erfolgt auf eigene Gefahr des Benutzers.** Autoren und Verlag appellieren an jeden Benutzer, ihm etwa auffallende Ungenauigkeiten dem Verlag mitzuteilen.

Vorwort

In den Richtlinien der Landesärztekammern über den Inhalt der Weiterbildung zum Arzt für Psychiatrie und Psychotherapie ist die psychiatrische Begutachtung bei üblichen und typischen Fragestellungen in der Straf-, Zivil-, Sozial- und freiwilligen Gerichtsbarkeit gefordert. Hierzu gehört neben dem Wissenserwerb durch Teilnahme an forensisch-psychiatrischen Seminaren die Erstellung wissenschaftlich begründeter Gutachten. Dabei treten für den Weiterbildungsassistenten, aber auch für jüngere Fachärzte, immer wieder ähnliche Fragen und Probleme auf. Das Buch ist als Leitfaden konzipiert und vermittelt eine kurzgefaßte Einführung in die forensisch-psychiatrische Begutachtung und verspricht eine rasche Orientierung und durch Gutachtenbeispiele mit exemplarischer Wiedergabe des Beurteilungsteils einen möglichst nahen Praxisbezug. Es richtet sich vor allem an diesen Personenkreis sowie an Diplompsychologen, die sich in Rechtspsychologie spezialisieren und einen Überblick über wesentliche Arbeitsfelder im psychiatrisch-psychologischen Grenzgebiet erwerben wollen. Leser, die eine erschöpfende Behandlung der angeschnittenen Fragestellungen erwarten, dürfen auf die forensisch-psychiatrischen Standardwerke verwiesen werden.

Berlin, im Januar 1997   Norbert Konrad

Inhaltsverzeichnis

Vorwort	V
Grundbegriffe forensisch-psychiatrischer Gutachtertätigkeit im Strafrecht	1
Stellung des forensisch-psychiatrischen Gutachters	1
Definitionen häufiger praxisrelevanter Begriffe	3
Vorbereitung des schriftlichen Gutachtens	5
Untersuchungsschema	6
Gutachtenschema	10
Häufige „Anfängerfehler" bei der Gutachtenerstellung	11
Schuldfähigkeitsbegutachtung	13
Psychische Merkmale	13
Gutachtenbeispiel 1	15
Gutachtenbeispiel 2	19
Gutachtenbeispiel 3	26
Gutachtenbeispiel 4	30
Gutachtenbeispiel 5	34
Normative Merkmale	36
Unterbringung gemäß § 63 StGB	40
Gutachtenbeispiel 6	42
Unterbringung gemäß § 64 StGB	46
Gutachtenbeispiel 7	48
Andere Unterbringungsformen	61
Begutachtung zu Lockerungs- und Entlassungsentscheidungen	62
Begutachtung von Jugendlichen und Heranwachsenden	64
Reifekriterien	65
Haft-, Vernehmungs- und Verhandlungsfähigkeit	69
Grundbegriffe forensisch-psychiatrischer Gutachtertätigkeit im Zivilrecht	71
Einleitung und Überprüfung einer Betreuung	71
Gutachtenbeispiel 8	74
Betreuungsrechtliche Unterbringung	77
Gutachtenbeispiel 9	78
Öffentlich-rechtliche Unterbringung	82
Einwilligungsfähigkeit	83
Geschäftsfähigkeit	85
Testierfähigkeit	86
Prozeßfähigkeit	87
Transsexualismus	88

Grundbegriffe forensisch-psychiatrischer Gutachtertätigkeit im Sozialrecht   90
Krankheitsdefinition 90
Arbeitsunfähigkeit 92
Dienstunfähigkeit 93
Berufsunfähigkeit 93
Erwerbsunfähigkeit 93
        Gutachtenbeispiel 10 95
Minderung der Erwerbsfähigkeit (MdE) 99
Kausalität 100
Grad der Behinderung (GdB) 101
Invalidität 103
Behinderung 104
Rehabilitation 104
Schwerpflegebedürftigkeit 104
Krankenhauspflegebedürftigkeit 105

Literatur 107

Sachverzeichnis 109

1 Grundbegriffe forensisch-psychiatrischer Gutachtertätigkeit im Strafrecht

Stellung des forensisch-psychiatrischen Gutachters

Über die Einholung eines Sachverständigengutachtens entscheidet das Gericht nach § 244 II und IV StPO (Strafprozeßordnung). Wenn das Gericht nicht die unbedingte Gewißheit besitzt, daß seine eigene Sachkunde ausreicht, darf es sich – so ein Beschluß des Bundesgerichtshofes – nicht mit ihr begnügen. Bei der Beurteilung der Schuldfähigkeit kann das Gericht nur dann von der Zuziehung eines Sachverständigen absehen, wenn keine Anzeichen dafür vorhanden sind, daß der Angeklagte schuldunfähig gewesen sein könnte. Nach § 246a Satz 1 StPO muß ein Sachverständiger vernommen werden, wenn damit zu rechnen ist, daß die Unterbringung des Beschuldigten in einem psychiatrischen Krankenhaus (§ 63 StGB), einer Entziehungsanstalt (§ 64 StGB) oder in der Sicherungsverwahrung (§ 66 StGB) angeordnet werden wird.

Gemäß § 78 StPO hat der Richter, soweit es ihm erforderlich erscheint, die Tätigkeit des Sachverständigen zu leiten. Diese (An-)Leitungsfunktion beinhaltet neben der Auftragserteilung die Vermittlung von Anknüpfungstatsachen. Anknüpfungstatsachen sind der Sachverhalt, von dem das Gutachten auszugehen hat; er ist in der Regel in der (Ermittlungs-)Akte niedergelegt.

Der Gutachter stellt dem juristischen Auftraggeber nicht nur sein Fachwissen zur Verfügung, sondern leistet auch einen Beitrag zur Humanisierung des Strafverfahrens, indem er durch seine Fachinformationen und seine fachspezifische Sicht der Entwicklung zum deliktischen Verhalten dazu beiträgt, dem einzelnen Beschuldigten gerecht zu werden. Dabei stellt der Gutachter ein Beweismittel dar. Seine Rollendefinition wurde als (selbständiger) Helfer bei der Urteils- bzw. Wahrheitsfindung oder als (technischer) Berater umschrieben. Der Sachverständige hat seine aufgrund fachwissenschaftlichen Spezialwissens erlangten Erkenntnisse in einer dem Gericht verständlichen und nachvollziehbaren Form darzustellen und zu interpretieren. Er vermittelt so dem Gericht Grundlagen einer selbständigen Entscheidungsfindung.

Grundsätzlich kann jeder approbierte Arzt zum Sachverständigen ernannt werden. Die Ablehnung eines Gutachtenauftrages ist aus formellen Gründen wie bei einem Zeugen dann möglich, wenn er den Probanden früher behandelt hat oder mit ihm verwandt ist. Die Praxis, daß ein Klinikleiter bei an ihn persönlich gerichteten Gutachtenaufträgen Hilfspersonen hinzuzieht oder das Gutachten überwiegend oder ganz von nachgeordneten Ärzten erstellen läßt, gilt als problematisch. Das heißt nicht, daß sämtliche für die Begutachtung notwendigen Tätigkeiten (z. B. Gewichtsbestimmung) persönlich vorzunehmen sind. Zur Vorbereitung und Abfassung des schriftlichen Gutachtens können auch gemäß der aktuellen Rechtspraxis zuverlässige und geschulte Hilfskräfte oder wissenschaftliche Mitarbeiter herangezogen werden. Das Gutachten darf jedoch nur dann mitunterzeichnet werden, wenn aufgrund eigener Prüfung, d. h. Befunderhebung, -auswertung und -beurteilung, die uneingeschränkte Verantwortung übernommen werden kann; in diesem Fall kann der Unterschrift etwa der Zusatz „Aufgrund eigener Untersu-

chung und Urteilsbildung" vorangestellt werden. Wird ein an eine Klinik gerichteter Gutachtenauftrag durch den Klinikleiter an einen Mitarbeiter weitergegeben, sollte der Auftraggeber frühzeitig darüber informiert werden.
Nach § 80 a StPO soll schon im Vorverfahren einem Sachverständigen Gelegenheit zur Vorbereitung des in der Hauptverhandlung zu erstattenden Gutachtens gegeben werden, wenn mit einer Maßregelanordnung gemäß §§ 63, 64 oder 66 StGB (S. 40 ff.) zu rechnen ist. Die Art der Gutachtenerstattung im Vorverfahren unterliegt der richterlichen Anordnung (§ 82 StPO). Da sachkundige Erhebungen in der Regel Zeit benötigen, steht der Staatsanwaltschaft das Recht zu, schon im Ermittlungsverfahren einen Sachverständigen zu bestellen (§ 161 a StPO).
Gemäß § 81 StPO ist die Unterbringung eines Beschuldigten zur Beobachtung in einem psychiatrischen Krankenhaus möglich; bei der Anordnung sind Verhältnismäßigkeitsgesichtspunkte im Hinblick auf die Bedeutung der Sache und die zu erwartende Strafe oder Maßregel zu berücksichtigen. Diese Form der stationären Beobachtung ist eher selten erforderlich; sie kommt etwa bei schwierigen diagnostischen Fragestellungen, wie z. B. der einer beginnenden schizophrenen Psychose oder der Notwendigkeit aufwendiger klinischer Untersuchungen, in Betracht. Dabei beansprucht die klinische Diagnostik oft nicht die gesetzlich mögliche 6-Wochen-Frist.
Lehnt ein Proband anläßlich einer ambulanten gutachterlichen Untersuchung die Mitarbeit ab, kann eine Begutachtung nicht erfolgen. Erscheint der Proband nicht, obwohl er das Einbestellungsschreiben erhalten hat, ohne eine Rückmeldung zu geben, kann gerichtlich die polizeiliche Vorführung des Betroffenen beim Gutachter angeordnet werden. Die Mehrzahl der gerichtlich vorgeführten Beschuldigten erklärt sich jedoch nach Kontaktaufnahme zum Gutachter mit der Begutachtung einverstanden. Dabei muß der Proband vor der eigentlichen Untersuchung nicht nur über den Begutachtungsablauf informiert werden, sondern auch darüber, daß er nicht dazu verpflichtet ist, Angaben zu machen oder aktiv mitzuarbeiten. Insbesondere ist auf die von der üblichen Arzt-Patienten-Beziehung abweichende Situation hinzuweisen, daß seitens des Gutachters keine Verschwiegenheitsverpflichtung besteht, vielmehr begutachtungsrelevante Informationen und Befunde dem Gericht mitgeteilt werden müssen.
Die Erhebung einer Fremdanamnese durch Angehörigenbefragung, wie sie in der klinischen Psychiatrie geläufig ist, kann bei der forensisch-psychiatrischen Begutachtung leicht den Anstrich unzulässiger Ermittlungstätigkeit erhalten, wenn sie ohne Rücksprache mit dem Probanden und dem Richter erfolgt und einer vorherigen Belehrung über das (gesetzlich garantierte) Auskunftsverweigerungsrecht entbehrt.
Der Sachverständige hat sein Gutachten so zu begründen, daß dem Gericht eine eigenverantwortliche Nachprüfung möglich ist. Dabei sind die Anknüpfungstatsachen anzugeben, weil nur dann der Richter prüfen kann, ob das Gutachten ihn überzeugt. Im Strafverfahren ist nicht erforderlich, daß die gestellte Frage im schriftlichen Gutachten, das lediglich der Vorbereitung der Hauptverhandlung dient, bereits abschließend beurteilt wird. Der Sachverständige muß ohnehin in der Hauptverhandlung vernommen werden, nur das mündlich erstattete Gutachten bietet die Urteilsgrundlage. Eine neue Begutachtung durch denselben oder durch andere Sachverständige ist unter Qualitätsgesichtspunkten (das Gutachten wird nach § 83 StPO als ungenügend erachtet) oder Verfahrensverlaufsgesichtspunkten (erfolgreiche Ablehnung eines Sachverständigen nach Erstattung des Gutachtens gemäß § 83 Abs. 2 StPO) möglich.
Strafrechtswissenschaft und Psychiatrie haben in der Beschäftigung mit dem Gegenstand des abweichenden Verhaltens 2 parallele Denksysteme entwickelt, die teilweise unterschiedliche Definitionen von Begriffsinhalten in der eigenen Fachsprache (z. B. Bewußtseinsstörung) kreieren und permanente Auseinandersetzungsmöglichkeiten bergen. Die vielzitierten „Verständigungsschwierigkeiten", etwa die Übersetzung psychiatrischer Befunde und Schlußfolgerungen in das juristische „Koordinatensystem", sind auch interna-

tional ein geläufiges Phänomen. Zweifelsfrei liegt eine Kompetenzüberschreitung vor, wenn der Sachverständige die normative Bewertung des Gerichts übernimmt wie im folgenden Gutachtenbeispiel, das sich mit der Schuldfähigkeitsbegutachtung zweier Probanden beschäftigte: „Im Einzelfall ist es oft schwierig, ob man ihnen den Schutz der §§ 20,21 StGB zubilligen kann". Das Gutachten dient lediglich der Feststellung der (psychiatrischen) Voraussetzungen der Schuldfähigkeitsbeeinträchtigung, nicht ihrer abschließenden Bewertung. Gleichwohl erwartet das Gericht im allgemeinen, daß der Sachverständige zu den im Raum zwischen Rechtswissenschaft und Psychiatrie angesiedelten Fragen der Schuldfähigkeit eine Beurteilung abgibt, die als „verkürzter Verständigungs-Code" mit dem Charakter des unverbindlichen Vorschlags zu verstehen ist.

In der Erwartungshaltung eines Probanden gegenüber einem Sachverständigen kann neben der Hoffnung auf eine günstige Wendung des Verfahrens in Zusammenhang mit der Begutachtung auch ein Bedürfnis nach Auseinandersetzung mit sich selbst und den zur Debatte stehenden deliktischen Handlungen bestehen. Schon als Aussprachepartner werden dem Sachverständigen in der Begutachtungssituation therapeutische Funktionen zugewiesen, die die Forderung nach einer absolut neutralen Haltung als Fiktion erscheinen lassen. Bekannt ist die Paradoxie zwischen Überstrapazierung der Forderung nach „Objektivität" im Gegensatz zu tradierter ärztlicher Berufsethik und gleichzeitiger Anwendung gefühlsmäßigen (berufsmäßigen) Verstehens als wesentlichem Bestandteil psychiatrischer Diagnostik, was eine, wenn auch distanzierte und zeitlich befristete, auf Empathie und Einfühlung beruhende Identifizierung mit dem Probanden voraussetzt. Gefordert ist Versachlichung, nicht absolute Neutralität und völlige Unparteilichkeit. Eine unkontrollierte (Über-)Identifikation mit einem Probanden aufgrund einer nicht bearbeiteten Gegenübertragung kann zur Übernahme einer überzogenen Helferrolle und in diesem Kontext zu einer verzerrten Schuldfähigkeitsbewertung führen. Ebenso kann die Übernahme einer Ankläger- oder Richterrolle zu Fehlbeurteilungen verleiten oder die Begutachtungssituation zum Verhör umgestalten. Entscheidend ist die aufgrund empirischen Wissens und fachkompetenter Untersuchung gewonnene psychopathologische Analyse des psychischen Zustands einer Täterpersönlichkeit.

Definitionen häufiger praxisrelevanter Begriffe

Schuldfähigkeit

Die Basis des Schuldvorwurfs besteht in der „Fähigkeit, sich von der Rechtspflicht zu gebotenem Handeln motivieren zu lassen" (BGH 2 StR 61/90), d.h. der Fähigkeit, die auf den Handelnden eindringenden Antriebe zu kontrollieren und sich bei der Entschlußfassung zur Tat von den geltenden rechtlichen und ethischen Normen bestimmen zu lassen (von Gerlach 1991). Schuld setzt voraus, daß der Täter anders hätte handeln können, als er gehandelt hat. Dabei geht es primär um den Zeitpunkt der Tat. Das Strafgesetz selbst nennt Situationen und Zustände, bei denen es an Schuld fehlen soll, ohne positiv anzugeben, was es unter Schuld und Schuldfähigkeit verstehen will. Die Schuldfähigkeit als geistig-seelische Gesundheit des erwachsenen Täters ist in den §§ 20, 21 StGB geregelt:

> **§ 20 Schuldunfähigkeit wegen seelischer Störungen.**
> Ohne Schuld handelt, wer bei Begehung der Tat wegen einer krankhaften seelischen Störung, wegen einer tiefgreifenden Bewußtseinsstörung oder wegen Schwachsinns oder einer schweren anderen seelischen Abartigkeit unfähig ist, das Unrecht der Tat einzusehen oder nach dieser Einsicht zu handeln.

§ 21 Verminderte Schuldfähigkeit.

Ist die Fähigkeit des Täters, das Unrecht der Tat einzusehen oder nach dieser Einsicht zu handeln, aus einem der in § 20 bezeichneten Gründe bei Begehung der Tat erheblich vermindert, so kann die Strafe nach § 49 Abs. 1 gemildert werden.

Der Aufbau der Schuldfähigkeitsbestimmung erfordert also ein 2stufiges Vorgehen:
Im ersten Schritt ist zu prüfen, ob zur Tatzeit eine psychische Störung bestand, die einem der 4 in § 20 StGB genannten psychischen Merkmale (krankhafte seelische Störung, tiefgreifende Bewußtseinsstörung, Schwachsinn, schwere andere seelische Abartigkeit) zugeordnet werden kann.
Im zweiten Schritt ist zu klären, ob die diagnostizierte Störung Auswirkungen hatte auf die Fähigkeit des Täters, das Unrecht der Tat einzusehen oder nach dieser Einsicht zu handeln.
Bei der Prüfung der Schuldfähigkeitsvoraussetzungen im ersten Schritt geht es um das mit empirisch-klinischen Methoden feststellbare Vorliegen psychischer Störungen. Bei der Klärung der Auswirkungen der festgestellten psychischen Störung(en) auf Einsichts- und Steuerungsfähigkeit als „normative Merkmale" handelt es sich um eine normativ vom Gericht zu treffende Entscheidung. Es entsteht ein Zuschreibungsprozeß, für den der Sachverständige aufgrund seiner Untersuchungen Beurteilungsgrundlagen liefern kann.

Einsichtsfähigkeit

Einsichtsfähigkeit bedeutet die Fähigkeit, das Unrecht einer Tat einzusehen. Bei der Beurteilung der Einsichtsfähigkeit wird gemeinhin auf eine Beeinträchtigung der intellektuellen Funktionen (auch im Verhältnis zur Komplexität der jeweiligen Tatsituation) und eine psychotisch verzerrte Realitätswahrnehmung abgestellt. Bei den meisten psychisch gestörten Tätern liegen allerdings Besonderheiten der Motivstruktur vor, die in der Gesamtheit des psychischen Erlebens begründet liegen und vorrangig – nicht nur bei Störungen im emotional-affektiven Bereich – eine Diskussion der Beeinträchtigung der Steuerungsfähigkeit als der Einsichtsfähigkeit erfordern.

Steuerungsfähigkeit

Steuerungsfähigkeit bedeutet die Fähigkeit zum einsichtsgemäßen Handeln, also das Vermögen, bei einer vorhanden Einsicht in das Strafbare eines Tuns aufkommende Handlungsimpulse zu kontrollieren. Bei der Beurteilung psychisch gestörter Rechtsbrecher liegt eine Beeinträchtigung der Steuerungsfähigkeit wesentlich häufiger nahe als eine der Einsichtsfähigkeit.

Maßregel

Die Maßregeln der Besserung und Sicherung sind die sogenannte zweite Spur der strafrechtlichen Sanktionen. Während Strafe (z. B. Geldstrafe, Freiheitsstrafe) Schuld voraussetzt und auch dem Ausgleich des durch die Tat angemaßten Eingriffs in fremde Rechtsgüter sowie der Durchsetzung der Normgeltung dient, soll mit einer Maßregel die Allgemeinheit vor drohenden weiteren Straftaten von Tätern geschützt werden, die im Zustand der Schuldunfähigkeit, also schuldlos gehandelt haben und deshalb für ihre Taten nicht bestraft werden können. Die strafgerichtliche Unterbringung ist seit der 2. Strafrechtsreform 1975 unter der Überschrift „Maßregeln der Besserung und Sicherung" in den §§ 63 und 64 StGB geregelt.

Maßregelvollzug

Maßregelvollzug ist die Durchführung der freiheitsentziehenden Maßregeln der Besserung und Sicherung. Sie erfolgt in der Regel in eigenständigen Maßregelvollzugskliniken oder in forensisch-psychiatrischen Abteilungen bzw. Stationen an psychiatrischen Landeskrankenhäusern und ist durch Maßregelvollzugsgesetze geregelt, die Ländersache sind. In manchen Bundesländern sind die Regelungen über den Maßregelvollzug in die PsychKGs (Psychisch-Kranken-Gesetze) bzw. Länderunterbringungsgesetze integriert. Die Zahl der im psychiatrischen Krankenhaus gemäß § 63 StGB Untergebrachten erscheint mit ca. 2400 Patienten in den letzten Jahren in den alten Bundesländern recht konstant, während die Entziehungsanstalten gemäß § 64 StGB eine Belegungszunahme in den letzten beiden Jahrzehnten aufweisen.

Maßregelvollstreckung

Die Maßregelvollstreckung betrifft alle Maßregeln der Besserung und Sicherung, also auch diejenigen ohne Freiheitsentzug wie Führungsaufsicht oder Entziehung der Fahrerlaubnis. Sie liegt ebenso wie die Strafvollstreckung in den Händen der Staatsanwaltschaft als Vollstreckungsbehörde.

Vorbereitung des schriftlichen Gutachtens

Die Mitteilung des Sachverhalts, von dem der Gutachter auszugehen hat – die sogenannten Anknüpfungstatsachen –, erfolgt in der Regel durch Zusendung der gesamten Akten. Nur bei vollständigem Überblick über den bisherigen Ermittlungsstand kann der Sachverständige die für seine Exploration und Beurteilung möglicherweise wichtigen Umstände erfassen. Bei offenkundig lückenhafter Aktenversendung empfiehlt es sich, mit dem Auftraggeber Kontakt aufzunehmen und um Komplettierung der Akteninformation zu bitten. Ebenso läßt sich eine unverständliche Fragestellung oder zu kurz erscheinende Frist am besten persönlich mit dem Auftraggeber klären.
Bei einer ambulanten Begutachtung, die nicht in einer Justizvollzugsanstalt erfolgt – hier sollte man sich rechtzeitig zuvor anmelden und um Zurverfügungstellung eines (ruhigen) Untersuchungsraumes bitten –, könnte das erste Einbestellungsschreiben (Rasch 1986) wie folgt aussehen:

> Sehr geehrte(r) Frau/Herr...
> Im Auftrag der(s)... habe ich Sie (ärztlich) zu untersuchen und zu begutachten. Ich möchte Sie daher bitten, am... um... ins... zu kommen. Sollten Sie zu dem angegebenen Termin verhindert sein, bitte ich um Rückruf, damit wir einen anderen Termin vereinbaren können.
>
> Mit freundlichen Grüßen

Erscheint der Proband hierauf und auf ein ähnlich gehaltenes Einbestellungsschreiben erneut nicht, könnte das dritte Schreiben mit folgendem Zusatz versehen werden:

> Sollten Sie dieser Einbestellung wiederum keine Folge leisten, bin ich gehalten, das zuständige Gericht zu informieren. Sie haben dann mit der Möglichkeit einer Vorführung zu rechnen.

Vorab muß der Proband über die Gutachtensituation aufgeklärt werden; es empfiehlt sich, noch vor Beginn der Untersuchung den Probanden über den beabsichtigten Untersuchungsgang (Fragen aus welchen Gebieten, körperliche Untersuchung, Testdurchführung etc.) zu informieren. Das im folgenden vorgestellte Untersuchungsschema (s. unten) bestimmt den Mindestumfang von Informationen, die in der Krankengeschichte bzw. Gutachtenakte niederzulegen sind. Als (unvollständige und in Abhängigkeit von der Art und Bedeutung des Falles variierende) Checkliste bietet es jedoch für den Gutachter eine gewisse Kontrolle, sofern nicht von vornherein ein strukturiertes/standardisiertes Interview zum Einsatz kommt. Der Untersucher unterscheidet selbst, warum und in welcher Reihenfolge er die Angaben exploriert, z. B. mit dem beginnen, was den Probanden bewegt; vieles wird möglicherweise erst vom Probanden zu erfahren sein, wenn eine ausreichende Beziehung hergestellt ist. Es darf jedoch nicht vergessen werden, evtl. Lücken später auszufüllen.

Bei ausländischen Probanden ist die üblicherweise auf die Zweiersituation angelegte Gutachter-Probanden-Beziehung durch Hinzuziehung eines Dolmetschers grundsätzlich verändert. Es empfiehlt sich, zur Untersuchung einen erfahrenen Dolmetscher zu bitten, der die Äußerungen des Probanden wörtlich, d. h. z. B. satzweise und nicht pauschal übersetzt. Gegebenenfalls ist der Dolmetscher in einem vorbereitenden Gespräch über Anlaß und Zweck sowie diagnostisch bedeutsame Aspekte (z. B. formale Denkstörungen) der Untersuchung zu informieren.

Im „psychischen Befund" sollte man auf die psychopathologischen Kategorien des AMDP-Systems nicht verzichten. Darüber hinaus sollte versucht werden, ein möglichst plastisches Bild der Eindruckswiedergabe zu zeichnen. Das betrifft vor allem die Beschreibung von Persönlichkeitsauffälligkeiten bei nicht psychotisch gestörten Probanden, welche erfahrungsgemäß einen hohen Anteil an der Gutachtenklientel ausmachen. Jeder auffallende Kontrast zur Anamnese sollte vermerkt werden (z. B.: jetzt kein Hinweis auf Halluzinationen, während der Patient – nach Meinung von Angehörigen – zu Hause über Stimmen berichtet habe). Im psychischen Befund ist daher ggf. sowohl die Anamnese als auch die aktuelle Exploration zu berücksichtigen. Die einzelnen Befunde sollen durch kurze Beispiele verdeutlicht werden.

Die Diagnostik schließt eine allgemeinärztliche und eine neurologische Untersuchung mit ein. Bei der Durchführung von – fallabhängig indizierten – Zusatzuntersuchungen (z. B. kraniale CT), für die der Gutachter selbst nicht mehr hinreichend sachverständig ist, also für ihre richtige Durchführung keine Verantwortung übernehmen kann, handelt es sich um selbständige Sachverständigenleistungen der hinzugezogenen Personen und damit um ein (Zusatz-)Gutachten. Hier steht dann die Befugnis zur Erteilung des Gutachtenauftrages nur dem Gericht oder der Staatsanwaltschaft zu, so daß der Sachverständige nur über bzw. nach Rücksprache mit seinem Auftraggeber ein entsprechendes Zusatzgutachten in die Wege leiten kann. Erfolgt die Rücksprache nicht, kann es zu Schwierigkeiten mit der Liquidation des Zusatzgutachtens kommen.

■ Untersuchungsschema

Familienanamnese
Von jedem Verwandten, Vater, Mutter, Geschwister (hier auch Stellung in der Geschwisterreihe und Geschlecht, z. B. durch Vornamen angeben), Großeltern, Kinder angeben:
- Alter: (falls verstorben: Alter, Todesjahr, Ursache).
- Krankheiten: insbesondere Mißbildungen, Lähmungen, „Bewußtlosigkeitsanfälle", „Ohnmachten", „Anfälle", psychische Auffälligkeiten (auch Hirnverletzung), „Sonderlinge", Suizidversuche, (nervenklinische) Klinikaufenthalte, Süchte, Krankheiten der Mutter in der Gravidität.
- Soziale Stellung, Beruf, Kriminalität.

Eigenanamnese
Geburt, erinnerliche Kinderkrankheiten, Impfkomplikationen, weitere Krankheiten (Allergien, Operationen, Unfälle [speziell mit Schädel-Hirn-Trauma]), Geschlechtskrankheiten/HIV, Kurverschickungen, Krankenhausaufenthalte, auffällige Arztkonsultationen (warum, wie oft, Arztwechsel), Suizidversuche, psychiatrisch-psychotherapeutische Behandlungen.

Allgemeine Anamnese
Aktuelle körperliche Beschwerden:
- körperliches Grundgefühl (z. B. Frische, Mattigkeit, Wohlbefinden)
- Schlafstörungen (Einschlaf-, Durchschlafstörungen, Schlafdauer)
- Appetit, Durst, Gewichtsverhalten, Stuhlgang, Miktion
- Speiseunverträglichkeiten, Schwindel, Ohrensausen, Übelkeit, Erbrechen, Nachtschweiß.

Mittelanamnese
Koffein, Nikotin, Alkohol, Rauschmittel (Art, Dosis, Frequenz, Dauer), Arzneimittel (Art, Dosis, Frequenz, Dauer; insbesondere an Schlafmittel, Schmerzmittel, Psychopharmaka, Antikonvulsiva, Asthmamittel, Hormonpräparate, Abführmittel denken). Kriterien des Abhängigkeitssyndroms nach ICD-10.

(Gynäkologische Anamnese)
Menarche, Menopause, Periode (letzte Periode, Frequenz, Dauer, Stärke, Regelmäßigkeit), Menstruationsbeschwerden, Partus, Abortus, gynäkologische Operationen.

Lebensgang
- *Frühe Entwicklung:*
  - Geburt wann; ehelich?, erwünscht?, komplizierte Geburt, Dyspepsien, Eßstörungen, Gedeihstörungen, wie lange gestillt, wann laufen, sprechen, sauber.
  - Primordialsymptomatik (Nägelknabbern, Bettnässen, verlängertes Daumenlutschen, verstärkte Ängste (wann?, wo?, Angstträume?), Schlafwandeln, Stottern, „Krämpfe".
  - Früheste Kindheitserinnerungen.
  - Wiederkehrende Träume, Liebhabereien, Spiele.
- *Biographische Daten (tabellarisch mit Jahreszahlen):*
  Wohnorte, Bildungsweg, Prüfungen, Militärdienst, Arbeitsverhältnisse, Eheschließungen, Scheidungen, Geburten, Todesfälle, Krankenhausaufenthalte u. a. für den Patienten wichtige Ereignisse.
- *Soziale Beziehungen:*
  - In der „Altfamilie":
    Kurze Charakterisierung von Vater, Mutter, Geschwistern u. a. Bezugspersonen durch den Patienten sowie Schilderung der Beziehungen der Bezugspersonen untereinander und zu dem Patienten. Atmosphäre in der Altfamilie. Wie lange waren die Bezugspersonen aktuell anwesend? Angabe zur wichtigsten Bezugsperson.
  - Gegebenenfalls in der „Neufamilie":
    „Personenstand", Art und Dauer der Partnerbeziehung, Einstellung zur jetzigen Beziehung, Einstellung zu den Kindern. Selbstverständnis in der Neufamilie. Wohn- und Einkommensverhältnisse.
  - Sonstige Partnerbeziehung und Sexualität:
    Freunde, Freundinnen (wie lange, wie viele?). Berufskollegen. Welche Rolle spielt der Patient?
    Sexuelle Aufklärung. Einstellung zur Sexualität im Elternhaus. Sexuelle Partner (er-

ster Geschlechtsverkehr, Orgasmusfähigkeit, Partnerwechsel, Onanie, gleichgeschlechtliche Partner, sexuelle Phantasien, Paraphilie, sexuelle Funktionsstörungen, Prostitution, früher selbst Opfer von Sexualdelikten).
- *Schule und Beruf:*
  (Zeitliche Angaben zur Schule, Berufsausbildung und zum Beruf: s. oben). Leistung (Lieblingsfächer?, besondere Schwierigkeiten?, disziplinarische Schwierigkeiten?, Einstellung?, Rolle?), Berufswahl, Berufswechsel (warum?). Beziehung zu Mitarbeitern und Vorgesetzten.
- *Freizeitgestaltung:*
  Art, Dauer, Beschäftigungen, Interessen, Hobbys.
- *Einstellung:*
  (Selbstbild, wichtigstes Ereignis im Leben, ggf. Einstellung zu Religion). „Innere Formel". Zukunftsvorstellungen.

Spezielle Anamnese
Schilderung der Entwicklung der aktuellen und früheren Symptomatik (wann und unter welchen Umständen traten die aktuellen Symptome auf). Krankheitsbeginn und Krankheitsverlauf. Vermutete krankheitsfördernde Einflüsse: Familie, Ehe/Partnerschaft, Beruf/Schule/Studium, öffentliche Institutionen, Finanzen, soziale Mobilität, Vereinsamung, körperliche Beeinträchtigung, psychische Beeinträchtigung, chronisches körperliches Leiden. Aktuelle Lebensumstände.

Forensische Anamnese
Alter beim ersten Delikt, bei der ersten Aburteilung und der ersten Inhaftierung; Häufigkeit bisheriger Aburteilungen, Häufigkeit, Länge und Verlauf bisheriger Inhaftierungen, Art der bisherigen strafrechtlichen Auffälligkeit; Vorgeschichte der aktuellen Delinquenz (vor allem Tatsituation, Täter-Opfer-Beziehung, Einfluß von psychotropen Substanzen [z.B. Blutalkoholkonzentration [BAK]], Verletzungsgrad bei Aggressionstaten, Schadenssumme bei Vermögensdelikten, Einzel-/Gruppentat, eigene Stellungnahme zum Tatvorwurf).

Befunde
- **Körperlich:**
  (Kurze Zusammenfassung der von der Norm abweichenden klinisch-internistischen und neurologischen Befunde.)
- **Psychisch:**
  (Siehe auch AMDP-Manual.)
- *Äußere Erscheinung und Verhalten:*
  Kleidung, Körperpflege, Mimik, Gestik, Sprache, Kontakt, Vergleich zum biologischen Alter.
- *„Quantitative" Bewußtseinsveränderungen (Vigilanz):*
  Überwach, wach, dösig, benommen, somnolent, erst auf sensorische Reize weckbar, soporös, komatös, rasch wechselnde Wachheit, Hypersomnie.
- *Qualitative Bewußtseinsveränderungen:*
  Einengung, Erweiterung, traumhaftes Erleben, Umdämmerungen u.ä.
- *Orientierung:*
  Zeit, Ort, Person, Situation.
- *Mnestik:*
  Altgedächtnis, Neugedächtnis, Zeitgitter, Merkfähigkeit; wie geprüft? Beispiele; Paramnesien, Konfabulationen.
- *Konzentration und Aufmerksamkeit.*

- *Wahrnehmung und Sinnestäuschungen:*
  Illusionäre Verkennungen, Halluzinationen, Wahnwahrnehmungen etc.
- *Denken:*
  Formal: verlangsamt, beschleunigt, gehemmt, gesperrt, Gedankenabreißen, Zerfahrenheit, Inkohärenz, Perseveration, Weitschweifigkeit, Umständlichkeit, Einengung, Ideenflucht, Vorbeireden; Neologismen. Inhaltlich: Wahn (unsystematisiert-systematisiert, Wahnthema, Wahndynamik), Wahneinfall, Wahngedanken; überwertige Ideen, hypochondrische Denkinhalte, Pseudologie etc.
- *Intelligenz:*
  (Wodurch wurde der Eindruck gewonnen?, Leistungsdiagnostik?).
- *Ich-Störungen:*
  (Störung der Ich-Identität: Störung des Ich-Erlebens, wahnhafte Identitätsfälschungen, Depersonalisation, Derealisation, Entfremdungserlebnisse. Autismus, Gedankenausbreitung, Gedankenentzug, Gedankeneingebung. Sonstige Fremdbeeinflussungserlebnisse).
- *Zwänge und Phobien:*
  Zwangsdenken, Zwangsimpulse, Zwangshandlungen.
- *Antriebslage und Intentionsbildung:*
  (antriebsarm, antriebsgehemmt, stuporös, mutistisch, antriebsgesteigert, negativistisch, Ambitendenz etc.).
- *Stimmung und Affekt:*
  Stimmung: deprimiert, traurig, ratlos, Gefühl der Gefühllosigkeit, gehoben, euphorisch, dysphorisch etc.; Affekt, labil, inadäquat, inkontinent, affektarm, affektstarr; affektive Modulation: spontan, durch Fremdreiz; affektiv-emotionaler Rapport.
- *Krankhaftes Erleben:*
  Angst, Wahnstimmung, Suizidalität.
- *Besondere Erlebens- und Verhaltensweisen:*
  Außer den für jeden einzelnen Probanden und sein Störungsbild kennzeichnenden Erlebens- und Verhaltensweisen: Einstellung zur Krankheit, Krankheitsgefühl, Krankheitseinsicht, Behandlungsbereitschaft. Auswirkung der Krankheit auf Umweltbeziehungen (sozialer Rückzug, soziale Umtriebigkeit, Aggressivität, Selbstbeschädigung), Kritikfähigkeit, Grad der Selbständigkeit bzw. Pflegebedürftigkeit. Doppelte Buchführung. Zirkadiane Besonderheiten. Freie Wunschprojektion.

Wo es die Komplexität des Sachverhalts und der Fragestellung indiziert erscheinen läßt oder die Methode eine höhere Zuverlässigkeit für die Persönlichkeitsbeurteilung verspricht als Exploration in Verbindung mit körperlich-neurologischer und psychopathologischer Untersuchung, sollte für die testpsychologische Leistungs- und Persönlichkeitsdiagnostik ein forensisch(-klinisch) erfahrener Psychologe hinzugezogen werden. Gleichwohl setzt die Anwendung psychodiagnostischer Testverfahren Vertrautheit des Gutachters mit den testtheoretischen Voraussetzungen, mit Aufbau, Durchführung, Auswertung, Interpretation und Fehlermöglichkeiten der jeweiligen Verfahren voraus. Es sind nur fachwissenschaftlich geprüfte Verfahren (z.B. HAWIE-R, DCS, FPI-R, FAF, FKK, PFT) heranzuziehen.
Für die Abfassung des (vorläufigen) schriftlichen Gutachtens hat sich folgendes Schema bewährt (S. 10 und Gutachtenbeispiel 7, S. 48 ff.).
Auszüge aus den Akten (das Wesentliche in Kürze, z.B. die Anklageschrift auf einer Gutachtenseite zusammengefaßt, längere Aktenauszüge nur, wenn sie psychopathologische oder bewertungsrelevante – wie etwa die BAK [Blutalkoholkonzentration] – Bedeutung haben) sowie aus – mit Einverständnis des Probanden angeforderten – Krankengeschich-

ten anderer Kliniken und frühere Gutachten sollen im (vorläufigen) schriftlichen Gutachten unter „Aktenlage" aufgeführt werden. Bei Zitierung der Anklageschrift oder eines Haftbefehls ist darauf zu achten, daß nur durch Gerichtsurteil rechtskräftige Feststellungen getroffen werden können, z. B.:

" In der Anklageschrift vom … wird Herr X. beschuldigt, am … im … eine Flasche Schnaps entwendet zu haben. Darüber hinaus soll er beim Verlassen des Geschäftes Herrn Y. bedroht haben. "

Es sollte nicht formuliert werden:

" Darüber hinaus hat er beim Verlassen des Geschäftes Herrn Y. bedroht. "

Die in dem Schema unter der Rubrik „Vorgeschichte" (S. 8) ausgeführten Angaben stammen vom Probanden. Falls hier fremdanamnestische Angaben gemacht werden, müssen diese deutlich gekennzeichnet sein, z. B. indem man in Klammern schreibt, von wem die Angaben stammen.

■ Gutachtenschema

An … (**Auftraggeber**)

Aktenzeichen: …
Betr.: **Strafsache gegen** …

Auf Ihr Ersuchen vom … erstatte ich über o. g. Probanden nachfolgendes … (z. B. psychiatrisches) Gutachten.
(Fragestellung)
Das Gutachten stützt sich auf … (Quellen wie z. B. Akten/Krankengeschichten, Datum und Ort der Untersuchung(en), Hilfsuntersuchungen und Zusatzgutachten etc.)

Aktenlage
- *Angaben des Untersuchten:*
  - Familienanamnese
  - eigene Anamnese
  - allgemeine Anamnese
  - Angaben zum Lebenslauf
  - Angaben zu den Tatvorwürfen
  - Selbstbild
  - Zukunftsaussichten.
- *Untersuchungsergebnisse:*
  - körperliche Untersuchung
  - neurologische Untersuchung
  - psychischer Befund
  - (psychologische Untersuchungsbefunde)
  - (apparative Zusatzuntersuchungen).
- *Beurteilung und Zusammenfassung:*
  (Name und [Facharzt-]Bezeichnung des Gutachters)
  Die Ausgestaltung des letzten Gutachtenabschnittes (Beurteilung und Zusammenfassung) bewertet die zuvor gesammelten Informationen und sollte im Seitenumfang nicht weniger als ein Drittel und nicht mehr als die Hälfte des Gesamtumfanges aus-

machen. Die nachfolgenden Gutachtenbeispiele 1 – 7 enthalten jeweils die vollständige Wiedergabe dieses Abschnittes. Zu Beginn sollten Untersuchungsart und Fragestellung kurz dargestellt werden. Die sich aus den verschiedenen Anamnese- und Befundbereichen ergebenden Auffälligkeiten und Störungssymptome sollten nicht nur aufgezählt bzw. wiederholt, sondern auch im Hinblick auf ihre Bedeutung für die lebensgeschichtliche und Persönlichkeitsentwicklung des Probanden gewichtet werden. Die Anamneseerhebung mündet in eine nosologische Einordnung (Diagnose, ggf. Differentialdiagnose) nach ICD-9 (bzw. DSM-IV und ICD-10) und in eine zusammenfassende Beschreibung von Defiziten in der psychosozialen Handlungskompetenz. Diese Ergebnisse müssen dann auf die Entwicklung der Tatbereitschaft und die Tatzeit projiziert werden, um zu einer nachvollziehbaren Beantwortung der Fragestellung zu gelangen. Aufgabe des Gutachters ist nicht, die sogenannte Glaubwürdigkeit (insbesondere) des (nicht geständigen) Beschuldigten zu beurteilen oder ihn der Täterschaft zu überführen. Für den Fall sich widersprechender oder deutlich voneinander abweichender Anknüpfungstatsachen (z. B. stark differierende BAK-Werte zum Tatzeitpunkt oder unterschiedliche Tatversionen) sind Alternativbeurteilungen zu erwägen.

Der strafprozessual bestimmte Grundsatz der Mündlichkeit und Unmittelbarkeit zwingt den Gutachter zum *mündlichen Vortrag* des Gutachtens in der Hauptverhandlung. Dieser sollte nicht aus einem Vorlesen der Zusammenfassung des (vorläufigen) schriftliche Gutachtens bestehen, sondern eine knappe Zusammenfassung der Befunde und der für die Beweisfrage relevanten Untersuchungsergebnisse und Informationen enthalten. Bezüge zum Gesagten und dem Verhalten des Probanden in der aktuellen Hauptverhandlung sind herzustellen. Abweichungen vom schriftlichen Gutachten, die sich möglicherweise aufgrund neuer erst in der Hauptverhandlung bekannt gewordener Tatsachen ergeben (z. B. neue Feststellungen zum Tatablauf) müssen begründet werden. Der mündliche Gutachtenvortrag in einer minderschwierigen Sache vor einem Amtsgericht kann in 10 – 15 Minuten, in einer schwierigeren vor einer Landgerichtskammer in 20 – 30 Minuten gehalten werden. Bis zu seiner Entlassung sollte der Gutachter Distanz zu den Prozeßbeteiligten einhalten, um nicht – weil er beispielsweise in einer Pause auf Drängen des Staatsanwaltes oder Verteidigers vor seinem Vortrag eine Stellungnahme zur Frage der Täterschaft oder Schuldfähigkeit abgibt – Anlaß zu einem Befangenheitsantrag zu geben. Bei unvermeidlichen sozialen Kontakten muß das laufende Verfahren ausgespart werden.

Häufige „Anfängerfehler" bei der Gutachtenerstellung

1. Vermeide Stellungnahmen zur Glaubhaftigkeit von Aussagen und allgemeine Glaubwürdigkeitsbeurteilungen!
Die Beurteilung der sogenannten Glaubwürdigkeit eines Beschuldigten bzw. der Glaubhaftigkeit seiner Aussagen unterliegt allein der richterlichen Kompetenz. So haben Ausführungen wie „Die Probandin wirkt insgesamt glaubwürdig" oder „Auffallend war das (für einen Alkoholiker typische) unpräzise „Herumgerede" bzw. unsachliche Bagatellisierungen bis hin zu direkten Unwahrheiten; Herr X. ist in seinen biographischen Angaben recht ungenau und äußert sich wahrscheinlich immer wieder tendenziös" in Gutachten zur Frage der Schuldfähigkeit und/oder Prognose nichts verloren und können sogar Anlaß zur Ablehnung des Gutachters wegen Befangenheit geben.

2. Vermeide terminologische Vorverurteilungen durch abwertende Persönlichkeitsbeschreibung!
Sprachliche Diffamierungen durch Adjektive wie „primitiv", „abartig" oder „unterwertig" haben in Gutachten nichts zu suchen.

3. Trenne im Gutachten zwischen Angaben des Untersuchten, Befundteil (psychisch/somatisch) und Bewertungsteil!
Nur durch Vermeidung dieses Mangels in der Gutachtenform lassen sich vom Rezipienten empirische Tatsachen und Interpretationen bzw. Hypothesen unterscheiden.

4. Verzichte nie auf das Heranziehen früherer Unterlagen, wenn Hinweise auf Voruntersuchungen, Vorbehandlungen oder Vorgutachten bestehen und der Proband hierzu sein Einverständnis gibt!
Fehlende Auseinandersetzungen mit früheren Krankenunterlagen oder Vorgutachten spielen bei Fehlbegutachtungen eine große Rolle.

5. Erhebe die Vorgeschichte sorgfältig und umfassend!
Wenn das Erhebungsschema auf S. 6 ff. berücksichtigt wird, können Peinlichkeiten wie fehlende Sexualanamnese bei Sexualstraftätern vermieden werden.

6. Verzichte nie auf die Erhebung eines körperlichen Befundes!
Auch wenn die Bedeutung körperlicher Befunde für die Klärung psychiatrischer Diagnosen von Laien meist überschätzt wird, stellt der Verzicht auf einen körperlich-internistischen und neurologischen Befund mitunter eine vermeidbare Fehlerquelle dar.

7. Verwende keine Privatdiagnosen!
Nur die Orientierung an einer wissenschaftlich anerkannten Diagnose, die sich an internationalen Klassifikationssystemen orientiert oder deren Herkunft zumindest deklariert ist, kann dem Gericht und weiteren potentiell tätigen Sachverständigen die Nachvollziehbarkeit des diagnostischen Prozesses ermöglichen.

8. Verwende Rechtsbegriffe nicht unreflektiert!
Rechtsbegriffe und medizinische Termini haben nicht selten unterschiedlichen Bedeutungsgehalt. Dies gilt vor allem für Begriffe wie Bewußtseinsstörung, Einsichtsfähigkeit oder Steuerungsfähigkeit. Im folgenden Beispiel wird nicht nur im Sinne einer Identitätssetzung mit Begriffen der eigenen Wissenschaft Krankheitsuneinsichtigkeit unmittelbar auf fehlende Einsichtsfähigkeit im Sinne des § 20 StGB übertragen, sondern auch die richterliche Bewertung vorweggenommen: „Zusammenfassend kann gesagt werden, daß Herr X. aufgrund nicht ausreichend einsichtiger innerlicher Konflikte unter massiver innerer und äußerer Belastung die beiden Diebstähle begangen hat, Herr X. ist für diese Taten aufgrund verminderter Einsichts- und Steuerungsfähigkeit nicht verantwortlich zu machen."

9. Verzichte nicht auf die Diskussion notwendiger psychiatrischer Unterbringungsvoraussetzungen bei Fragestellungen gemäß den §§ 63, 64 StGB!
Nur wenn die in den Übersichtsschemata dargestellten in die psychiatrische Beurteilungskompetenz fallenden Unterbringungsvoraussetzungen auch diskutiert werden, lassen sich Fehleinweisungen vermeiden.

10. Falle nicht auf die Fangfrage: „Herr Sachverständiger, können Sie ausschließen, daß ... ?" herein!
Im empirisch-wissenschaftlichen Sinne „ausschließen" bedeutet etwas anderes als im juristischen. Für den juristischen Dialogpartner ist es in der Regel ausreichend, wenn der Sachverständige feststellt, daß sich keine Anhaltspunkte für eine psychische Störung ergeben haben. Dies bedeutet gleichwohl im empirisch-wissenschaftlichen Sinne nicht, daß damit eine psychische Störung grundsätzlich ausgeschlossen ist, wohl aber im juristischen Sinne.

Schuldfähigkeitsbegutachtung

■ Psychische Merkmale

Die Rechtsbegriffe krankhafte seelische Störung, tiefgreifende Bewußtseinsstörung, Schwachsinn und schwere andere seelische Abartigkeit bezeichnen psychische Zustände, die Auswirkungen auf die Einsichts- und Steuerungsfähigkeit haben können.

Tabelle 1 Zuordnung juristischer Begriffe zu psychiatrischen Diagnosen (modif. nach Dittmann)

Juristische Begriffe	ICD-9		ICD-10		DSM-IV	
Krankhafte seelische Störung	290	senile und präsenile organische Psychosen	F 0	organische und symptomatische psychische Störungen	290.00– 290.43	Demenz vom Alzheimer-Typ/vaskuläre Demenz
	291 292	Alkoholpsychosen Drogenpsychosen	F 1x.4– 7	Alkohol und drogenbedingt: Delir, psychotische Störungen, Korsakow-Syndrom, verzögerte psychotische Reaktionen, Restzustände	291.00– 292.90	durch Alkohol und andere psychotrope Substanzen induzierte organische psychische Störungen
	293	vorübergehende organische Psychosen	F 0	organische und symptomatische psychische Störungen	293.00– 293.90	Delir, amnestisches Syndrom und andere psychische Störungen aufgrund eines medizinischen Krankheitsfaktors
	294	andere organische Psychosen	F 0	organische und symptomatische psychische Störungen	294.00– 294.90	
	295	schizophrene Psychosen	F 2	Schizophrenie und wahnhafte Störungen	295.10– 295.90	Schizophrenie
	296	affektive Psychosen	F 3	affektive Störungen (schwere Formen)	296.00 296.90	affektive Störungen (schwere Formen)
	297	paranoide Syndrome	F 22	anhaltende wahnhafte Störungen	297.1	wahnhafte Störungen
	298	Andere nichtorganische Psychosen	F 23	vorübergehende psychotische Störungen	298.80– 298.90	kurze (reaktive) und nicht näher bezeichnete psychotische Störungen
	305	Alkohol- und Drogenmißbrauch (akute Intoxikation)	F 1x.0	Alkohol- und Drogenintoxikation	303.00 305.00– 305.90	Alkohol- und Drogenintoxikationen
	310	psychische Störungen nach Hirnschäden	F 07	Persönlichkeits- und Verhaltensstörungen aufgrund Erkrankungen, Schädigungen des Gehirns	310.1	Persönlichkeitsveränderung aufgrund eines medizinischen Krankheitsfaktors

Tabelle 1 *(Fortsetzung)*

Juristische Begriffe	ICD-9		ICD-10		DSM-IV	
Tiefgreifende Bewußtseinsstörung	308	psychogene Reaktionen	F 43.0	akute Belastungsreaktion	308.3	akute Belastungsstörung
Schwachsinn	317–319	Oligophrenien	F 7	Intelligenzminderung	317–319	geistige Behinderung
Schwere andere seelische Abartigkeit	300	Neurosen	F 34	anhaltende affektive Störungen	300.4	dysthyme Störung
			F 40	phobische Störung	300.21–300.29	Phobien
			F 41	sonstige Angststörungen	300.00–300.02	Angst- und Panikstörungen
			F 42	Zwangsstörung	300.3	Zwangsstörung
			F 44	dissoziative Störungen (Konversionsstörungen)	300.11–300.15	dissoziative Störungen
	301	Persönlichkeitsstörungen	F 60	Persönlichkeitsstörungen	301.0–301.9	Persönlichkeitsstörungen
			F 21	schizotype Störungen	301.22	schizotypische Persönlichkeitsstörung
			F 63	Störungen der Impulskontrolle	312.30 312.39	Störungen der Impulskontrolle
	302	sexuelle Verhaltensabweichungen	F 65	Störungen der Sexualpräferenz	302.2–302.9	Paraphilien
	303	Alkoholabhängigkeit	F 10.2	Alkoholabhängigkeit	303.90	Alkoholabhängigkeit
	304	Drogen-/Medikamentenabhängigkeit	F 11.2–19.2	Drogen- und Medikamentenabhängigkeit	304.00–304.90	Drogen- und Medikamentenabhängigkeit
	309	psychogene Reaktionen	F 43.1	posttraumatische Belastungsstörung	309.81	posttraumatische Belastungsstörung
			F 43.2	Anpassungsstörung	309.0–309.9	Anpassungsstörung

In Tab. 1 sind diese Rechtsbegriffe den psychiatrischen Diagnosen gemäß der internationalen Klassifikationssysteme zugeordnet. Es ist nicht erforderlich, daß ein psychisches Merkmal allein zur Annahme verminderter oder aufgehobener Schuldfähigkeit führt. Möglich ist auch ein kumulatives Zusammenwirken mehrerer psychischer Störungen, z. B. eines Affektes (Bewußtseinsstörung) auf der Grundlage einer Persönlichkeitsstörung (Abartigkeit) und einer Alkoholisierung (vorübergehende krankhafte seelische Störung), die jede nicht für sich allein, sondern erst in ihrer Kombination zu einer Beeinträchtigung der Steuerungsfähigkeit führen.

Krankhafte seelische Störung

Die „krankhafte seelische Störung" umfaßt überwiegend endogene und exogene Psychosen oder allgemein alle psychischen Anomalien mit nachgewiesener/angenommener körperlicher Ursache einschließlich Intoxikationen oder mit charakteristischem Verlauf einer Psychose. Mit der „krankhaften seelischen Störung" ist der sog. psychiatrische Krankheitsbegriff im Sinne K. Schneiders im Gesetz vorerst festgeschrieben. Das Gutachtenbeispiel 1 bezieht sich in diesem Kontext auf eine junge Frau, die für eine längere Strecke ein Taxi benutzte, ohne die Rechnung bezahlen zu können.

Gutachtenbeispiel 1

Die zum Untersuchungszeitpunkt 30jährige Frau A. wurde zur Frage ihrer strafrechtlichen Verantwortlichkeit im Hinblick auf einen Vorwurf des Erschleichens von Leistungen in der Abteilung für Forensische Psychiatrie des ... ambulant begutachtet.
Folgt man ihren anamnestischen Angaben, ist sie als Einzelkind bei ihren Eltern aufgewachsen, wobei die Kindheit durch diverse gesundheitliche Beeinträchtigungen überschattet war: Hierzu gehört eine längere Behandlung wegen einer Beinverformung (X-Beine), die Notwendigkeit einer Kur aufgrund rezidivierender Bronchitiden sowie eine Schielbehandlung. Anhaltspunkte für eine Beeinträchtigung der statomotorischen Entwicklung oder das Auftreten einer neurotischen Primordialsymptomatik ergaben sich jedoch nicht.
Eine in der Jugend erstmals auftretende Schilddrüsenvergrößerung, die auch bei der aktuellen Untersuchung nachweisbar war, soll nach Angaben von Frau A. eine Zeitlang medikamentös behandelt worden sein. Aktuell nimmt Frau A. in diesem Zusammenhang keine Medikamente. Bei der klinischen Untersuchung ergaben sich keine Anhaltspunkte für eine hyper- oder hypothyreote Stoffwechsellage. Damit korrespondiert, daß im Arztbrief des ... vom 24. 3. 19.. bei den Laboruntersuchungen bei Frau A. der Screeningwert für die Schilddrüsenfunktion im Normbereich lag; allerdings wurde damals anhand der Schilddrüsensonographie eine Struma nodosa 1. Grades festgestellt, die eine Operationsindikation darstellt. Demgegenüber verspürt jedoch Frau A. subjektiv keine Beschwerden im Zusammenhang mit der Schilddrüsenvergrößerung.
Nach Abschluß von 10 Klassen Realschule, die Frau A. komplikationslos durchlief, erhält sie eine Ausbildung als Kindergärtnerin und arbeitet im Anschluß in ihrem Beruf bis zur Geburt der ersten Tochter. Weitere Berufstätigkeit in ihrem Beruf an der gleichen Arbeitsstelle erfolgt von November 19.. bis zur Geburt der zweiten Tochter und zuletzt von Februar bis September 19... Seit der Geburt der dritten Tochter wird der Lebensgang von Frau A. nach ihren Angaben im wesentlichen durch ihre Mutterrolle bestimmt, wobei sie sich in ihrer Freizeit mit dem Schreiben und Illustrieren eines Buches beschäftigt.
Familienanamnestisch konnten keine psychiatrisch relevanten Erkrankungen bei Frau A. erhoben werden. Eigenanamnestisch schilderte Frau A. in Übereinstimmung mit den Krankenunterlagen des ...-Krankenhauses ... 3 stationäre nervenklinische Aufenthalte, die im Zusammenhang mit einer phasenhaft verlaufenden psychotischen Erkrankung standen. Dabei weichen die vorliegenden epikritischen Zusammenfassungen in ihren diagnostischen Einschätzungen etwas voneinander ab: Während bzgl. des stationären Aufenthaltes vom 7. 8.– 11. 10. 19.. im ... die Diagnose „Nosologisch nicht sicher zuzuordnende paranoide Psychose" angenommen wurde, wurde im Verlegungsbericht des ... bzgl. des dortigen stationären Aufenthaltes vom 28. 1.– 4. 2. 19.. die Diagnose: „Verdacht auf chronisch paranoid-halluzinatorische Schizophrenie" gestellt. Im Hinblick auf den letzten stationären Aufenthalt im ... vom 1. 3.– 31. 3. 19.. wurde eine Erkrankung des schizophrenen Formenkreises angenommen. Betrachtet man die Dauer der jeweiligen Krankheitsphasen, so ist im Hinblick auf die erste Phase von etwas mehr als 2 Monaten, bzgl. der zweiten Phase von ca. 2 Wochen und bzgl. der dritten von ca. 5 Wochen unter Zugrundelegung auch der anamnestischen Angaben der Probandin auszugehen. Dabei scheint es nach den letzten beiden Krankheitsphasen zu einer vollständigen Remission der psychotischen Symptomatik gekommen zu sein.
Bei der aktuellen psychopathologischen Untersuchung bestanden keinerlei Anhaltspunkte für eine produktiv-psychotische Symptomatik; auffallend war allenfalls eine dezente Auslenkung der

Grundstimmung, die in ihrer Ausprägung nicht den Grad des Hypomanischen oder gar Manischen erreicht.

Aufgrund der anamnestischen Angaben von Frau A., die im wesentlichen mit der psychopathologischen Befunderhebung anläßlich der einzelnen stationären Behandlungen übereinstimmen, ist folgende Symptomatik für den Zeitraum der aktiven Krankheitsphasen zu eruieren: Es bestehen Ich-Störungen mit Gedankeneingebung, Gedankenausbreitung sowie dem Gefühl des Gemachten deutlich bezogen auf Körperbewegungen; es liegen akustische Halluzinationen (Stimme der Mutter) sowie Akoasmen vor; der formale Gedankengang ist im Sinne der Zerfahrenheit gestört. Es besteht eine Antriebsstörung mit gesteigertem Antrieb und Logorrhö verbunden mit affektiven Störungen (Angst, gehobene Stimmung) und Schlafstörungen.

Unter Berücksichtigung der in den vorliegenden Krankenunterlagen erhobenen Befunde ist bei Frau A. am ehesten vom Vorliegen einer schizoaffektiven Psychose (ICD-9 Nr. 295.7) bzw. schizoaffektiven Störung (ICD-10 F.25) auszugehen; diese nosologische Einordnung wurde bereits im Verlegungsbericht des ... differentialdiagnostisch erwähnt. Hierbei handelt es sich um episodische Störungen, bei denen sowohl affektive als auch schizophrene Symptome in der gleichen Krankheitsphase (meistens gleichzeitig) auftreten. Für das Vorliegen einer derartigen Störung bei Frau A. spricht, daß in ihren aktiven Krankheitsphasen sowohl eindeutig schizophrene als auch eindeutig affektive Symptome gleichzeitig beschrieben worden sind. Speziell bei den letzten beiden stationären Aufenthalten wurden im Aufnahmebefund jeweils eine gehobene Stimmung sowie typische schizophrene Symptome festgestellt, die auch bei der aktuellen Anamneseerhebung von Frau A. zu erfahren waren. Damit ist das zu den jeweiligen psychotischen Phasen vorliegende Krankheitsbild gemäß der 10. Revision der Internationalen Klassifikation psychischer Störungen als „schizoaffektive Störung, gegenwärtig manisch" einzuordnen. Für diese diagnostische Kategorie spricht auch, daß bei Frau A. ein charakteristischer Verlauf vorliegt: Schizomanische Erkrankungen sind meistens floride Psychosen mit akutem Beginn. Das Verhalten ist zwar oft stark gestört, aber es kommt im allgemeinen innerhalb weniger Wochen zu vollständiger Rückbildung.

Im Verlauf der aktiven Krankheitsphase kommt es zu einer erheblichen Beeinträchtigung der psychosozialen Handlungskompetenz, die sich bei Frau A. offenbar anläßlich der letzten Krankheitsphase darin geäußert hat, daß sie nicht mehr in der Lage war, sich um den Haushalt zu kümmern und es in diesem Zusammenhang zu einer Verwahrlosung der Wohnung kam.

Den gegen Frau A. erhobenen Tatvorwurf hat die Probandin im wesentlichen bestätigt. Aus den in diesem Zusammenhang gemachten Angaben geht hervor, daß sie zum Zeitpunkt der ihr vorgeworfenen strafbaren Handlungen unter einer produktiv-psychotischen Symptomatik litt (z. B. unter akustischen Halluzinationen: „Der arme Taxifahrer, was der sich hat anhören müssen ... habe mich mit jemandem unterhalten, der gar nicht da war"). Daß bei Frau A. tatsächlich eine akute psychotische Episode vorlag, geht auch aus dem Aufnahmebefund des ... -Krankenhauses vom 1. 3. 19.. hervor, so daß eine große zeitliche Nähe der fachärztlichen Befundbeschreibung mit dem Zeitpunkt der strafbaren Handlung zu konstatieren ist.

Damit ist aus forensisch-psychiatrischer Sicht festzustellen, daß Frau A. zum Zeitpunkt der ihr vorgeworfenen Tathandlungen an einer schizoaffektiven Störung erkrankt war, die dem juristischen Terminus der „krankhaften seelischen Störung" zuzuordnen ist und die in der psychotischen Antriebssteigerung, Denkstörung und affektiven Auslenkung zu einem Verlust des Realitätsbezuges geführt hat, so daß eine Aufhebung der Fähigkeit zum einsichtsgemäßen Handeln aus forensisch-psychiatrischer Sicht anzunehmen ist.

Zur weiteren Erörterung kann ggf. die Hauptverhandlung Gelegenheit geben.

Schuldfähigkeitsbegutachtung 17

Vorübergehende krankhafte seelische Störung

Bei der vorübergehenden krankhaften seelischen Störung handelt es sich im wesentlichen um Zustände der Alkoholintoxikation. Die der Varianz der Störungsbilder entsprechende Heterogenität der gängigen Rauschtypologien liefert keine zwanglose Zuordnung reliabel definierter Rauschtypen zu bestimmten Graden der Schuldfähigkeitsbeeinträchtigung. Mit dem Gefühl, sich auf sicheren Boden zu stellen, tendiert die Rechtsprechung dazu, Stufen der Trunkenheit in Abhängigkeit von der BAK aufzustellen und daraus „Faustregeln" abzuleiten, die den normativen Charakter der Schuldfähigkeitsbeurteilung in Erinnerung rufen:

- bei einer BAK von 2‰ liegt eine erhebliche Verminderung der Steuerungsfähigkeit nahe,
- bei einem Blutalkoholgehalt von 2‰ und höher kommt in der Regel eine Einschränkung der Schuldfähigkeit in Betracht,
- bei einem Blutalkoholgehalt von 3‰ muß eine Schuldunfähigkeit im Sinne des §20 StGB in Betracht gezogen werden,
- ein Alkoholisierungsgrad von mehr als 3‰ legt eine Schuldunfähigkeit nahe.

Stehen für die Feststellung des vom Beschuldigten genossenen Alkohols (geeignete) Beweismittel zur Verfügung und/oder hat sich der Beschuldigte dazu geäußert, muß der Tatrichter die Menge des genossenen Alkohols unter Berücksichtigung des Zweifelssatzes („in dubio pro reo") ermitteln und daraus die zeitlich maßgebende Blutalkoholkonzentration errechnen. Der Bundesgerichtshof (BGH) verlangt von den Tatgerichten im Hinblick auf den Zweifelssatz, im Bereich zwischen dem theoretisch höchsten und dem niedrigsten Wert mit Hilfe des Sachverständigen die höchstmögliche Tatzeit-BAK zu bestimmen, die unter Berücksichtigung gesicherter wissenschaftlicher Erfahrungssätze und des konkreten Tatgeschehens bei einem Angeklagten nicht ausschließbar gegeben war. Berechnungen sind auch dann anzustellen, wenn die Einlassungen des Beschuldigten sowie ggf. Bekundungen von Zeugen zwar keine sichere Berechnungsgrundlage ergeben, jedoch eine ungefähre zeitliche und mengenmäßige Eingrenzung des Alkoholgenusses ermöglichen.

Die Berechnung der Blutalkoholkonzentration richtet sich nach der Widmark-Formel:

$$A = c \cdot p \cdot r$$

A = Alkoholmenge in g
c = BAK
p = Körpergewicht
r = Reduktionsfaktor (bedingt durch die unterschiedliche Verteilung des Alkohols im Gesamtkörper und im Blut; Frauen und fettleibige Menschen ca. 0,6; hagere ca. 0,8; im Durchschnitt ca. 0,7).

Hieraus folgt: $$c = \frac{A}{p \cdot r}$$

Beispiel:
Ein Mann hat nach Verlassen einer Diskothek um 2.00 Uhr einen anderen schwer verletzt. Er gibt an, um 21.00 Uhr das Lokal betreten zu haben und bis zum Verlassen 10–15 kleine Glas Bier (zu 0,2 l; 5 Vol%) und 5–7 Korn (40 Vol%) à 2 cl getrunken zu haben. Die genaue Menge läßt sich auch nach Anhörung des Kellners und eines weiteren Gastes nicht feststellen. Der Mann ist 70 kg schwer und hat eine mittlere Statur.

Folgende Rechnungen lassen sich aufstellen:

	Mindestwerte		Höchstwerte	
Alkoholmenge im Bier	(10 Glas)	80 g	(15 Glas)	120 g
Alkoholmenge im Korn	(5 Glas)	32 g	(7 Glas)	44,8 g
Insgesamt getrunkener Alkohol	zusammen	112 g	zusammen	164,8 g
Resorptionsverlust	(30 %)	33,6 g	(10 %)	16,5 g
Resorbierter Alkohol		78,4 g		148,3 g
Dies entspricht einer Alkoholkonzentration von	$\frac{78,4}{70 \times 0,7} = 1,6\,‰$		$\frac{148,3}{70 \times 0,7} = 3,0\,‰$	
Abbau in 5 Stunden	(Abbauwert 0,2) 1,0 ‰		(Abbauwert 0,1) 0,5 ‰	
BAK zur Tatzeit	0,6 ‰		2,5 ‰	

Der angegebene Mindestwert der Alkoholmenge im Bier von 80 g errechnet sich aus der Multiplikation von 10 mit der Trinkmenge (200 ml), dem Volumenalkoholgehalt (0,5) und dem spezifischen Gewicht von Alkohol (0,8). Nimmt man in diesem Fall zugunsten des Probanden an, daß die angegebene maximale Alkoholmenge auch tatsächlich getrunken wurde, der Alkohol „nur" mit 10 %igem Resorptionsverlust aufgenommen und „nur" mit 0,1 ‰ pro Stunde abgebaut wurde, könnte aus psychiatrischer Sicht bei einer theoretisch möglichen BAK von 2,5 ‰ nur dann eine erhebliche Einschränkung der Fähigkeit zum einsichtsgemäßen Handeln verneint werden, wenn in allen relevanten psychopathologischen Dimensionen außergewöhnlich reiche Informationen und etwa ein besonders gutes psychophysisches Leistungsvermögen (vgl. S. 19) vorlägen.

Rückrechnungsbeispiel:
Ein Mann hat nach einem Trinkgelage um 22.00 Uhr seinen Nachbarn schwer verletzt. Verläßliche Trinkmengenangaben lassen sich weder der Anhörung des Probanden noch anderen Zeugenaussagen entnehmen, der Beschuldigte selbst gibt eine Amnesie an. Die um 4.00 Uhr des folgenden Tages entnommene BAK enthielt einen Mittelwert von 0,7 ‰ Alkohol.

Folgende Rechnungen lassen sich aufstellen:

	Höchstwerte	Mindestwerte
BAK um 4.00 Uhr	0,7 ‰	0,7 ‰
Abbauwert	0,2 ‰/Stunde	0,1 ‰/Stunde
Sicherheitszuschlag	0,2 ‰	–
Alkoholabbau	1,4 ‰	0,6 ‰
BAK zur Tatzeit	2,1 ‰	1,3 ‰

Nimmt man auch in diesem Fall zugunsten des Probanden an, daß der resorbierte Alkohol mit 0,2 ‰ pro Stunde abgebaut wurde und berücksichtigt aufgrund der Alkokolabbaukurve einen „Sicherheitszuschlag" in gleicher Höhe, müßte aus forensisch-psychiatrischer Sicht bei einer theoretisch möglichen BAK von 2,1 ‰ und ansonsten geringen oder fehlenden Informationen zum psychischen Zustand zur Tatzeit diese als Mosaikstein gewertet werden, so daß die Voraussetzungen von § 21 StGB hier zumindest nicht ausgeschlossen werden dürften.

Tabelle 2 Dimensionen der Schuldfähigkeitsbeurteilung

- Qualitäten der Orientierung
- Bewußtseinseinengung
- Komplexität des Handlungsablaufs:
  - situative Anpassungsleistungen
  - reflexive Auseinandersetzung
- Wahrnehmungs- und Sinnestäuschungen
- Freisteigende Angstzustände
- Antriebsstörungen
- Formale Denkstörungen
- Verstimmungszustände (ggf. bereits in der Tatanlaufzeit)
- Neurologische Symptome

Bei der Diskussion um den Stellenwert BAK gegenüber psychopathologischem Erscheinungsbild ist zu berücksichtigen, daß der diagnostische Prozeß auf juristischer Seite durch bestimmte Leitvariablen, wie Zweifelssatzanwendung oder Regeln des Indizienbeweises, gesteuert wird, die eine andere Gewichtung laborchemischer und psychopathologischer Daten in der Gesamtbewertung implizieren als aufgrund der Wahrscheinlichkeitsabwägung im psychiatrisch-diagnostischen Prozeß naheliegt. Die zur differenzierten Schuldfähigkeitsbeurteilung heranzuziehenden Kriterien (Tab. 2) entstammen im wesentlichen der klassischen Psychopathologie. Vorausgesetzt wird, daß eine grundlegende Persönlichkeitsveränderung psychopathologischer Qualität, wie psychotische Residualzustände oder kognitive Beeinträchtigungen auf hirnorganischer Grundlage, ausgeschlossen wurde, so daß lediglich die zur Tatzeit vorliegende, mit dem Mittelkonsum in Zusammenhang stehende psychische Störung zu diskutieren ist. Für die Beurteilung der Schuldfähigkeit ist primär zu prüfen, ob die psychische Verfassung zur Tatzeit ausnahmezustandhaftes Gepräge angenommen hatte. Sind Beeinträchtigungen in den oben genannten Bereichen zu verneinen, ist dies unabhängig von einer mehr oder weniger gesicherten BAK auszuschließen. Zu diskutieren wäre dann im Rahmen der Voraussetzungen einer erheblich verminderten Schuldfähigkeit, inwieweit bei einer zuvor gegebenen Handlungsbereitschaft die Umsetzung in Handlung einer katalysierenden Wirkung der Intoxikation entsprang. Die Verbindung einzelner Symptome kann in unterschiedlicher Kombination und Interaktion die Gesamtheit einer Persönlichkeit umstrukturieren. Liegen Informationsdefizite in einzelnen Dimensionen vor, gewinnt die BAK größere Bedeutung und ist hilfsweise heranzuziehen. Ist eine BAK von über 2,5 oder 3 ‰ anzunehmen, dürfte eine ausnahmezustandhafte Persönlichkeitsveränderung nicht auszuschließen sein.

Gutachtenbeispiel 2

Der zum Zeitpunkt der Untersuchung 45jährige Herr B. wurde zur Frage seiner strafrechtlichen Verantwortlichkeit psychiatrisch untersucht. Er wird beschuldigt, in der Nacht vom 8. 8. zum 9. 8. 19.. die 78jährige Rentnerin C. getötet zu haben.
Betrachtet man die frühkindliche Entwicklungssituation von Herrn B., ergeben sich verschiedene Hinweise für Belastungen und Überforderungen, die für die weitere Persönlichkeitsausformung bedeutsam sind. Herr B. ist im 2. Lebensjahr adoptiert worden. Legt man die im Einverständnis mit Herrn B. angeforderten Krankenunterlagen der Klinik ... zugrunde, ist Herr B. im 5. Lebensmonat wegen lebensgefährlicher Unterernährung im Krankenhaus ... aufgenommen worden. Die Angabe, daß Herr B. von seiner Mutter aus der Klinik ... nicht wieder abgeholt wurde, später der Mutter zwangsrückgeliefert wurde und nach weiteren 3 Monaten von der Adoptivmutter übernommen

wurde, verweist auf eine mit physischer Vernachlässigung einhergehende ausgeprägte emotionale Mangelsituation.

Nach der Adoption wächst Herr B. als Einzelkind in äußerlich geordneten Verhältnissen auf, die Adoptiveltern besitzen ein eigenes Haus, wobei der Adoptivvater als Werkzeugmacher gut verdiente. Als einziges Kind relativ alter Eltern ist Herr B. möglicherweise in verstärktem Maße narzißtischen Projektionen ausgesetzt, die mit frühen, für Herrn B. retrospektiv kaum verständlichen Leistungserwartungen einhergehen („Ich sollte so ein kleiner Wunderknabe werden, nehme ich an"). Den Schilderungen von Herrn B. zu den elterlichen Bezugspersonen in der frühen Kindheit ist zu entnehmen, daß der Mutter in einem einerseits verwöhnenden, andererseits rigiden Erziehungsmilieu eine dominante Rolle zukommt. Das Erleben der Mutter ist für Herrn B. von hoher Ambivalenz geprägt, wobei im Zwiespalt zwischen ängstlich-getönter, liebevoller Zuwendung und einengender Kontrolle negative Aspekte zu dominieren scheinen und Ausbruchstendenzen spürbar werden lassen. Bezüglich des eher positiv erlebten Vaters ist eine uneingeschränkte positive Identifikation mit einer männlichen Leitfigur dadurch beeinträchtigt, daß der Vater im Erleben von Herrn B. von der Mutter nicht nur dominiert wurde, die wesentliche Entscheidungen in der Familie traf, sondern im Falle von Widerstand sogar mit körperlichen Handlungen zu rechnen hatte („hab vielleicht sogar was abgekriegt"). Damit erscheint der Vater als Leitbild und Orientierungsmarke für das Selbstbehauptungsstreben von Herrn B. wenig geeignet. Nach dem Tod des Vaters, als Herr B. 12 Jahre alt war, scheinen sich die Weglauftendenzen, die Herr B. in Zusammenhang mit Angst vor Prügel bei schlechten Zensuren brachte, verstärkt zu haben. Erschwerend auf die Erziehungssituation dürfte sich ausgewirkt haben, daß die Mutter zunehmend durch eine Tuberkulose körperlich geschwächt war und sich schließlich in die Lungenheilstätte nach ... begab, während Herr B. in einem Heim untergebracht wurde.

Ausdruck der frühkindlichen Belastungen und Überforderungen sind neurotische Primordialsymptome wie verlängertes Einnässen (laut Angaben der Klinik ... Sauberwerden erst mit 4 Jahren, nach Angaben von Herrn B. erneute Enuresis nocturna nach Heimunterbringung), verlängertes Fingerlutschen, Nägelkauen sowie Stottern.

Im Rahmen der schulischen Entwicklung nimmt Herr B. in seinem Erleben eine Außenseiterposition („anders für andere") ein, wobei eine gewisse soziale Isolierung durch einengende Kontrolltendenzen der Mutter, die Herrn B. das Mitbringen von Klassenkameraden allenfalls in den Garten erlaubte, gefördert wurde. Anhaltspunkte für soziale Diskriminierungen in der Peer group lassen sich den Angaben von Herrn B. bzgl. Hänseleien wegen seines Nachnamens und im Zusammenhang mit seiner Sprachstörung entnehmen. Kompensatorische Bewältigungsstrategien von Herrn B., im schulischen Kreis Aufmerksamkeit und Anerkennung zu erlangen, führen zu Verhaltensstörungen, die mit Entwendung verschiedener Gegenstände von Mitschülern und Verschenken an andere einhergehen.

Die weitere schulische Entwicklung nach der Heimunterbringung ist für Herrn B. mit einer Abnahme des Außenseitererlebens verbunden; es kommt, korrespondierend zu der bei der leistungspsychologischen Untersuchung erhobenen durchschnittlichen intellektuellen Leistungsfähigkeit, zu einem komplikationsarmen Durchlaufen der Klassen mit Abschluß der 10. Klasse und anschließender Aufnahme einer Lehre. Im zweiten Lehrjahr führt der Versuch von Herrn B., der zum damaligen Zeitpunkt in der DDR keine familiären Kontakte mehr hatte, zum Bruder seiner Adoptivmutter in West-Berlin Kontakt zu finden, zu einer Verurteilung wegen Republikflucht und Einweisung in den Jugendwerkhof.

In den Partnerschaften, die Herr B. in der folgenden Zeit eingeht, sucht er eine quasimütterliche Verwöhnungssituation, die nicht nur Geborgenheit im Rahmen einer ständig verfügbaren Bezugsperson, sondern auch einen für ihn akzeptablen äußeren Versorgungsrahmen gewährleistet. Bei der ersten über eine längere Zeit anhaltenden Beziehung von Herrn B. handelt es sich, ähnlich wie bei den späteren, um eine etwa gleichaltrige Frau, die ein Kind aus einer früheren Beziehung hatte. Konflikte in dieser Beziehung waren zum einen im sexuellen Bereich („die wollte mehr, als ich konnte") begründet, die im Rahmen der durch die biographischen Entwicklung begründeten persönlichkeitspsychologisch bestätigten geringen Frustrationstoleranz und emotionalen Störbarkeit Insuffizienz und Unsicherheitsgefühle bei Herrn B. verstärkten; zum anderen berichtete Herr B. von

Arbeitsbummeleien und erstmaliger Inhaftierung wegen Diebstahls. Der weitere Lebensgang von Herrn B. bis 1977 war durch längere Haftzeiten im Zusammenhang mit Diebstahlsdelikten und „asozialen Verhaltens" geprägt. Die bislang zeitlich am längsten währende gegengeschlechtliche Beziehung von Herrn B. zu Frau D. zwischen 1977 und 1981 ging zunehmend mit konflikthaften Auseinandersetzungen einher, wobei von Bedeutung war, daß Frau D. für Herrn B. zu dieser Zeit sexuell nicht mehr attraktiv war und Herr B. nach einem Arbeitsplatzwechsel eine Beziehung zu einer anderen Frau einging, Frau D. (erfolglos) über eine Räumungsklage die Elimination von Herrn B. aus ihrem Haushalt anstrebte und schließlich Herr B. im Rahmen eines zunehmenden Alkoholmißbrauchs wiederholt gegen Frau D. tätlich wurde und ein Brandstiftungsdelikt beging, das zu seiner erneuten Inhaftierung führte. Den Angaben von Herrn B. zufolge hatte er in der damaligen Zeit erstmals körperliche Entzugszeichen (morgendlicher Entzugstremor, der nach Alkoholaufnahme zurückging) erlebt, wobei die darauf folgende Inhaftierung mit einer körperlichen Entgiftung verbunden war.

Nach wiederholter Inhaftierung aufgrund von Diebstahlsdelikten ist Herr B. erstmals Ende 1987 nach Haftentlassung eine Wohnung in dem Haus ... zugewiesen worden, in dem die verstorbene Frau C. lebte. Berücksichtigt man die Angaben von Herrn B. zum Verhältnis zwischen ihm und Frau C. in der Zeit von Dezember 1987 bis zu seiner erneuten Inhaftierung im Verlauf des Jahres 1988 scheint Frau C. quasi-mütterlichen Versorgungserwartungen von Herrn B. insoweit entgegengekommen zu sein, als sie ihm durch Besorgung der Heizung, Einkaufstätigkeiten, Geldgewährungen und Versorgung mit Schnaps nicht zuletzt eine gewisse Geborgenheit bot. Herr B. wiederum akzeptierte Besuche von Frau C. in seiner Wohnung, verbrachte Fernsehabende mit ihr und kochte am Wochenende für beide, wobei Auffälligkeiten im Verhalten von Frau C. offensichtlich psychopathologischer Qualität auch Herrn B. nicht verborgen blieben.

Nach erneuter Haftentlassung zog Herr B. nach bestehendem Angebot durch Frau E. zu ihr. Diese Beziehung zu seiner letzten Lebensgefährtin gestaltete sich für Herrn B. zunehmend konfliktreich, wobei Herr B. den Beginn der partnerschaftlichen Spannungen in Zusammenhang mit Verhaltensweisen des Sohnes von Frau E. brachte, die auf eine gewisse Konkurrenzsituation hindeuten und bei denen sich Herr B. bzgl. seiner Vergangenheit diskriminiert fühlte. Die erste ernsthafte partnerschaftliche Krise führte Herr B. auf den Verlust seiner Arbeit im Stahlwerk ... aufgrund von Fehlzeiten zurück, den Herr B. zunächst Frau E. verschwieg. Diese Verhaltensweise entspricht einer bei der persönlichkeitspsychologischen Erhebung sichtbaren erhöhten Tendenz der emotionalen Blockierung in sozialen Konfliktsituationen, die mit Verleugnungsversuchen gegenüber dem frustrierenden Gehalt der Situation oder Ausweich- und Bagatellisierungsversuchen einhergehen. Gleichzeitig gibt Herr B. einen zunehmenden Alkoholmißbrauch, der aus psychodynamischer Sicht als Mittel zur Stärkung der Ich-Funktionen eingesetzt wird, an, der zur weiteren Konflikten mit Frau E. und schließlich einer Kündigung des Arbeitsverhältnisses in einer privaten Bauschlosserei nach einigen Wochen aus disziplinarischen Gründen führte.

Eigenanamnestisch schilderte Herr B. seit 3–4 Jahren bestehende Hinterkopf-/Nackenschmerzen ohne Seitenbetonung, die angesichts der körperlich-neurologischen Befunde und der neuroradiologischen Untersuchung nicht auf eine organische Hirnerkrankung hinweisen. Vielmehr können diese Beschwerden in Verbindung mit den geschilderten Schlafstörungen und den anamnestischen Hinweisen auf das Auftreten der Beschwerden in Situationen, wo kein Alkohol oder Beruhigungsmittel zur Verfügung standen, auf einen Zusammenhang mit einem Alkoholentzugssyndrom hindeuten. Dabei ist zu berücksichtigen, daß Herr B. in der Alkoholanamnese im Vergleich zum Vorgutachten andere Angaben machte, die er mit der Furcht vor negativen Konsequenzen begründete, wenn er angibt, daß er „laufend schwer Alkohol trinkt". Legt man die bei der jetzigen Untersuchung von Herrn B. gemachten Angaben zugrunde, ergeben sich neben den geschilderten eigenanamnestisch geäußerten Beschwerden andere Hinweise für ein Abhängigkeitssyndrom: Die von Herrn B. angegebenen gestiegenen Trinkmengen auf zuletzt 1 Flasche Schnaps sowie 5–6 Biere weisen auf eine Toleranzentwicklung hin. Der von Herrn B. angegebene, zwischen 1977 und 1981 erstmals und in den letzten Monaten vor dem jetzt zur Verhandlung stehenden Geschehen erneut aufgetretene Entzugstremor konnte bei der körperlichen Untersuchung in Form eines feinschlägigen Fingertremors beim Armhalteversuch beobachtet werden, ohne daß eine ausgeprägte Schweißneigung und andere vegetative Symptome bestanden. Charakteristisch für Entzugssymptome ist, daß Herr B. deren Verschwinden nach erneutem Substanzkonsum beobachtet, wobei er in der letzten Zeit zunehmend bereits morgens Alkohol konsumiert hat.

Der starke Wunsch bzw. Drang, Substanzen oder Alkohol zu konsumieren, entspricht einem Verhalten, wie es Herr B. gegenüber einem Sanitätsbediensteten demonstrierte, den er um die Ausgabe von Diazepam-Tabletten anging. Auf eine verminderte Kontrollfähigkeit bzgl. des Beginns des Alkoholtrinkens könnte bei Herrn B. eine Selbstbeobachtung hinweisen, nach der er sich vornimmt, „heute gar nicht" Alkohol zu trinken, „wenn der Lieferant kommt, dann ist es passiert". Für die Prodromalphase des Alkoholismus ist die Angabe von Herrn B. typisch, in einem Nebengebäude bei Frau C. Alkohol versteckt zu haben und in der Zeit des Zusammenseins mit Frau E. heimlich hinter der Kaufhalle Alkohol getrunken zu haben. Einer zunehmenden Besetzung mit dem Suchtmittelkonsum entspricht das immer häufigere Aufsuchen von Bahnhöfen bzw. Begegnungsstätten, wo sich Gelegenheiten zum gemeinsamen Alkoholtrinken ergeben. Auch der anhaltende Alkoholkonsum trotz schädlicher sozialer Folgen wie Arbeitsplatzverlust oder Partnerschaftskonflikten kann als Indiz für eine progrediente süchtige Entwicklung gewertet werden, im Rahmen derer Herrn B. außer Alkohol „alles andere egal" wird. Geht man bei Herrn B. für die letzten Monate vor der jetzt zur Debatte stehenden Angelegenheit von einer sich zunehmend entwickelnden Alkoholabhängigkeit aus, die für sich genommen dem juristischen Terminus der „schweren anderen Abartigkeit" zuzuordnen wäre, so ist allein aus der Diagnosefeststellung keine Auswirkung auf die Fähigkeit zum einsichtsgemäßen Handeln unmittelbar abzuleiten.

Betrachtet man mögliche Folgekrankheiten des von Herrn B. geschilderten verstärkten Alkoholkonsums, haben sich bei der aktuellen klinischen Untersuchung weder pathologische Befunde im Sinne einer Lebervergrößerung noch einer Schädigung des peripheren Nervensystems ergeben. Im Hinblick auf potentiell alkoholbedingte hirnorganische Leistungseinbußen fiel bei der testdiagnostischen Prüfung der intellektuellen Leistungsfähigkeit bei einem als durchschnittliches Ergebnis einzuschätzenden Gesamt-IQ von 96 eine deutliche Diskrepanz zwischen überdurchschnittlich verbalen (Verbal-IQ = 111) und unterdurchschnittlichen handlungsorientierten (Handlungs-IQ = 78) Leistungen auf. Insbesondere die deutliche Diskrepanz im Untertest „Zahlennachsprechen" beim Versuch vorwärts und rückwärts kann auf eine durch chronischen Alkoholkonsum bedingte Leistungsminderung hinweisen. Andererseits können sowohl diese auffälligen Befunde als auch die im „Benton-Test" gewonnenen ernsthaften Hinweise auf eine erworbene Störung der intellektuellen Leistungsfähigkeit teilweise durch Wirkung von Resten der am Vorabend zur Untersuchung eingenommenen Substanzen bedingt sein. Aufgrund der kranialen CT kann ein hirnorganischer Prozeß aufgrund eines länger anhaltenden Alkoholkonsums morphologisch ausgeschlossen werden.

Die im CT-Zusatzgutachten des Hirnschädels beschriebenen Auffälligkeiten (rudimentäre Septumpellucidum-Zyste und Cavum Vergae als Ausdruck einer Normvariante, Asymmetrien am knöchernen Schädelskelett, oberhalb der Norm gelegener Wanddurchmesser der Schädelkalotte sowie mäßige Verplumpung des Ventrikelsystems) können am ehesten einer angeborenen bzw. frühkindlichen Hirnschädigung, die auch im Vorgutachten von ... diskutiert wurde, zugeordnet werden. Mit der Annahme einer frühkindlichen Hirnschädigung könnten auch die beschriebenen Auffälligkeiten bei der leistungspsychologischen Erhebung erklärt werden.

Geht man im Falle von Herrn B. vom Vorliegen einer frühkindlichen Hirnschädigung aus, so ist ihre eigentliche Bedeutung weniger in der aktuellen Auswirkung im Sinne eines hirnorganisch bedingten Mangels der Impulssteuerung als in ihrer vielfältigen und sich im Wechselspiel der Umwelt entwickelnden Funktion als Kristallisationskern einer Persönlichkeitsfehlentwicklung zu sehen. Damit korrespondieren die Angaben von Herrn B., daß er jeweils nur in alkoholisiertem Zustand aggressive Impulse umsetzte (z. B., daß er Frau D. ohrfeigte, ihr einen Schlüsselbund an den Kopf warf, bei seiner letzten Lebensgefährtin Frau E. die Tür eintrat, Gardinen in der Küche runterriß und Scheiben in ihrem Bungalow einwarf). Für die Beurteilung der strafrechtlichen Verantwortlichkeit ist bedeutsam, daß bei Herrn B. kein hirnorganisches Abbausyndrom im Sinne eines Korsakow-Syndroms vorliegt und in den entscheidenden psychopathologischen Kategorien Beeinträchtigungen, die an eine hirnorganische Schädigung denken lassen, fehlen. Auch für das Vorliegen einer endogenen Psychose ergaben sich keinerlei Hinweise.

Persönlichkeitsdiagnostisch imponierte eine starke emotionale Störbarkeit und Irritationsneigung von Herrn B. vor dem Hintergrund einer hohen Selbstunsicherheit und Sensibilität gegenüber Belastungs- und Frustrationssituationen. Herr B. zeigte in den persönlichkeitspsychologischen Erhebungen eine nur geringe Frustrationstoleranz bei einem eher erhöhten Erregungs- und Anspannungsniveau. Die Befunde sprechen für eine pessimistisch-besorgte Lebenshaltung mit häufigen Stimmungswechseln bei Vorherrschen einer eher depressiven Stimmungslage. Im sozialen Bereich deuten die Testbefunde auf eine mißtrauisch-skeptische Grundhaltung anderen Personen gegenüber. Dem gegenüber wurde ein starkes Bedürfnis nach sozialen Kontakten und zwischenmenschlicher Geborgenheit erkennbar mit der Bereitschaft, sich an den Wünschen anderer zu orientieren, um hierdurch eigene Insuffizienz- und Unsicherheitsgefühle zu überwinden. In diesem Sinne konnten die in der Voruntersuchung dokumentierten Befunde einer introvertierten und kontaktschwachen Persönlichkeit in dieser Form nicht bestätigt werden; die dort beschriebene Neigung zu reaktiven Aggressionen in zwischenmenschlichen Konfliktsituationen konnte in der hiesigen Testdiagnostik ebenfalls nicht validiert werden. In der zusammenfassenden Schau der erhobenen persönlichkeitspsychologischen Befunde und der biographischen Anamnese ist allerdings die im Vorgutachten gestellte Diagnose einer Persönlichkeitsstörung prinzipiell zu bestätigen, wobei die geschilderten Persönlichkeitsauffälligkeiten in ihrer Art und Schwere nicht so stark ausgeprägt sind, daß eine ausgeprägte Beeinträchtigung der sozialen Handlungskompetenz resultierte, so daß nicht vom Vorliegen einer „schweren anderen seelischen Abartigkeit" auszugehen ist.

Im Hinblick auf den Tatablauf hat Herr B. bestritten, Frau C. in der Absicht, sich zu bereichern, aufgesucht zu haben. Seinen Angaben zufolge hat er quasi beiläufig beim Verlassen der Wohnung das Portemonnaie mitgenommen. Legt man diese Angaben der kriminologisch-psychologischen Klassifikation zugrunde, kommt hier im Hinblick auf den Tatverlauf ein sogenannter Tötungsanschlußraub in Frage. Damit korrespondieren die bei dieser Tätergruppe beschriebenen Merkmale wie eher höheres Lebensalter, hohe Belastung während der ersten Lebensjahre im Sinne eines hohen Maßes an strukturellen und funktionalen Familienstörungen, hohes Maß an ausstoßenden familiären Konfliktlösungsstrategien, zum überwiegenden Teil Unterbringung in Einrichtungen außerhalb der Familie (Heim), während der Heimunterbringung äußerliche Anpassung ohne aggressive oder sonstige auffällige Verhaltensweisen, überwiegend nichtgewalttätige Vordelinquenz und, folgt man den Angaben von Herrn B., Resultierung des Tötungsdelikts aus einem akuten interpersonalen Konflikt vor dem Hintergrund einer besonderen Destabilisierung der Lebenssituation.

Im Hinblick auf den psychischen Zustand zum Zeitpunkt der Herrn B. vorgeworfenen Tat ist des weiteren neben der weiter unten zu diskutierenden Alkoholisierung eine aggressive Aufladung im Rahmen der destabilisierenden Lebenssituation zu erörtern. Dabei dürfte eine psychische Labilisierung in der Tatanlaufzeit durch die Trennungssituation von Frau E. mitbedingt worden sein, gegenüber der Herr B. einerseits Ärger aufgrund der Anzeige wegen asozialen Verhaltens, andererseits Schuldgefühle aufgrund des weggenommenen Geldes empfindet und passiv-resignativ auf eine Festnahme aufgrund der erwarteten Diebstahlsanzeige wartet. Die emotionale Zuständlichkeit ist des weiteren durch Perspektivlosigkeit gekennzeichnet, im Rahmen derer die Lage von Herrn B. ohne tragfähige Beziehung und ohne Arbeitsstelle als sozial ausgegliedert zu bezeichnen ist. Hinzu kommt, daß Herr B. selbst einige Tage vor der jetzt zur Diskussion stehenden Angelegenheit Opfer einer Raubtat geworden ist. Schließlich müssen im Hinblick auf eine durch komplexe Faktoren vielfach determinierte Handlungsbereitschaft äußerliche Umstände, wie der von Herrn B. geschilderte Schmutz und Gestank in der Wohnung des psychopathologisch auffälligen Opfers, berücksichtigt werden.

Legt man die Angaben von Herrn B. zum Tatablauf zugrunde, so ist die Tatsituation nicht durch die Initiative von Herrn B. gestaltet worden, sondern eine gewisse affektive Aufgeladenheit im Rahmen der Handlungen von Frau C. entsperrt worden, wobei die Alkoholisierung als akzentuierend katalysierende Reaktion zu werten wäre. Im Hinblick auf das Ausmaß der Alkoholisierung hat Herr B. angegeben, daß er am 8. 8. 19.. mittags gegen 12.00 Uhr 2 Gläser Bier zu je 0,4 l zu sich genommen hat. Die Fortsetzung des Alkoholkonsums hat Herr B. auf ca. 20.00 Uhr datiert. Aus forensisch-psychiatrischer Sicht ist mit Sicherheit davon auszugehen, daß unter Berücksichtigung eines Körpergewichtes von 76 kg bei Herrn B., eines Reduktionsfaktors von 0,7, eines Resorptionsverlustes von 10 % und eines Abbauwertes von 0,1 ‰ pro Stunde um 20.00 Uhr die aufgenommene Alkoholmenge vollständig abgebaut worden war. Herr B. hat des weiteren angegeben, daß er ab ca. 20.00 Uhr „gut drei Viertel von der 0,7-l-Flasche zusammen mit Frau C. getrunken hat", wobei Frau C. „vielleicht 2 Schnäpse" zu sich genommen hatte. Geht man zum Zeitpunkt der Herrn B. vorgeworfenen Tat von einer mit 10 %igem Verlust, der aufgrund der mangelnden Nahrungsaufnahme wahrscheinlich erscheint, resorbierten Alkoholmenge von drei Viertel einer 0,7-l-Flasche mit einem Alkoholgehalt von 40 Vol % aus, ergibt sich unter Einbeziehung des vorgenannten Körpergewichts und des Reduktionsfaktors von 0,7 eine BAK von 2,8 ‰ – ein möglicher Alkoholabbau nach abgeschlossener Resorption ist hier nicht berücksichtigt. Dabei wird die während der Hauptverhandlung anzustellende Berechnung eine Alkoholmenge zugrunde legen müssen, die die rechtsmedizinischen Ausführungen zur möglichen Alkoholaufnahme der verstorbenen Frau C. zu berücksichtigen hat. Eine BAK von 2,8 ‰ ist aufgrund der möglichen hirnorganischen Beeinträchtigung geeignet, einen höhergradigen Rauschzustand herbeizuführen. Zur Abschätzung der Schwere des zum Tatvorwurf vorliegenden Rauschzustands ist die eigene Angabe von Herrn B., er sei „ganz schön benebelt" gewesen, nur insoweit brauchbar, als sie Anlaß gibt, die jeweiligen Besonderheiten des Tatablaufs auf ihre psychopathologische Qualität hin zu prüfen. Die Angabe von Herrn B., er habe „ganz schön gelallt", kann auf hirnorganische Wirkungen mit damit verbundenen Koordinations- und Artikulationsstörungen verweisen.

Betrachtet man den von Herrn B. geschilderten Tatablauf unter psychopathologischem Gesichtspunkt, ergibt sich, daß im Hinblick auf die verschiedenen Qualitäten der Orientierung keine Hinweise auf eine situative oder sonstige Orientierungsbeeinträchtigung existieren und auch eine illusionäre oder wahnhafte Situations- oder Personenverkennung nicht vorlag. Für Wahrnehmungs- oder Sinnestäuschungen, die das Verhalten bei Rauschdämmerzuständen bestimmen können, ergaben sich ebensowenig Anhaltspunkte wie für freisteigende Angstzustände mit Auswirkungen auf die Realitätsinterpretation. Ebensowenig wurde von Herrn B. eine psychomotorische Unruhe mit Antriebssteigerung geschildert. Vielmehr ergab sich bei der Gesamtbetrachtung ein komplexer Handlungsablauf, im Rahmen dessen Herr B. nach seinen Angaben erst Frau C. auf das Bett „geschubst" hat, dann den Ziegelstein wahrgenommen hat, den Stein genommen und „2mal zugeschlagen" hat. Die Angabe von Herrn B., er habe erkannt, daß „auch kein Arzt mehr hätte helfen können", habe gehört, „daß sie nicht richtig tot war", habe gesehen, „daß der Stirnbereich eingedrückt war", deutet im Rahmen der Notwendigkeit zu wiederholten situativen Anpassungsleistungen („da lag mein Fahrtenmesser auf dem Tisch, erstmal habe ich das Gesicht zugedeckt, dann habe ich zugestochen") auf eine damit einhergehende reflexive Auseinandersetzungsfähigkeit hin, so daß in der Gesamtbetrachtung eine grundlegende Persönlichkeitsveränderung psychopathologischer Qualität, welche eine Aufhebung der Fähigkeit zum einsichtsgemäßen Handeln indiziert, ausgeschlossen erscheint.

Allerdings kann aus forensisch-psychiatrischer Sicht davon ausgegangen werden, daß die von Herrn B. angegebene Alkoholisierung, die möglicherweise in ein beginnendes Abhängigkeitssyndrom eingelagert war, in Verbindung mit einer gewissen affektiven Erregung im Rahmen komplexer Zuständlichkeit von agressiver Aufladung und Aversion im Sinne einer „vorübergehenden krankhaften seelischen Störung" seine Fähigkeit zum einsichtsgemäßen Handeln erheblich beeinträchtigt hat. Zu weiteren Erörterungen kann die Hautpverhandlung Gelegenheit geben.

Wird bei einem Täter aufgrund eines (z. B. alkoholbedingten) Rauschzustandes Schuldunfähigkeit zumindest nicht ausgeschlossen, kann dieser gemäß § 323 a StGB dennoch bestraft werden, wenn er sich vorsätzlich oder fahrlässig durch alkoholische Getränke oder andere berauschende Mittel in den Rauschzustand versetzt hat. Liegt ein Abhängigkeitssyndrom vor, ist dann bzgl. des Tatbestands des „Sich-Berauschens", in der Regel von einer erheblichen Verminderung der Schuldfähigkeit im Sinne des § 21 StGB auszugehen, wenn für die eigentliche Tathandlung die Voraussetzungen der Annahme von § 323 a StGB gesichert sind. Die süchtige Entwicklung wäre dabei dem Merkmal der „schweren anderen seelischen Abartigkeit" zuzuordnen.

Tabelle 3 Positive und negative Merkmale der „tiefgreifenden Bewußtseinsstörung" (nach Saß)

Für eine gravierende Affektkonstellation sprechen:
- spezifische Vorgeschichte und Tatanlaufzeit
- affektive Ausgangssituation und Tatbereitschaft
- psychopathologische Disposition der Persönlichkeit
- konstellative Faktoren
- enger Zusammenhang Provokation – Erregung – Tat
- abrupter, elementarer Tatablauf ohne Sicherungstendenzen
- Einengung des Wahrnehmungsfeldes und der seelischen Abläufe
- vegetative, psychomotorische und psychische Begleiterscheinungen heftiger Affekterregung
- charakteristischer Affektauf- und -abbau
- Folgeverhalten mit schwerer Erschütterung

Gegen eine gravierende Affektkonstellation sprechen:
- Vorbereitungshandlungen für die Tat
- Konstellation der Tatsituation durch den Täter
- zielgerichtete Gestaltung des Tatablaufs vorwiegend durch den Täter
- komplexer Handlungsablauf in unterschiedlichen Etappen
- länger hingezogenes Tatgeschehen
- exakte, detailreiche Erinnerung
- Vorgestalten in der Phantasie, Tatankündigungen und aggressive Handlungen in der Tatanlaufzeit

Hat ein Täter einen Tatentschluß gefaßt und versetzt sich dann in einen sozusagen die Tatdurchführung erleichternden und möglicherweise die Schuldfähigkeit beeinträchtigenden Rauschzustand („Mut antrinken"), kann nach der Rechtsfigur der „actio libera in causa" die Schuld vorverlagert werden.

Tiefgreifende Bewußtseinsstörung

Von praktischer Bedeutung ist vor allem der „Affekt", der affektive Erregungs- oder Ausnahmezustand. Entgegen der Geschichte der gesetzlichen Bestimmungen und der obergerichtlichen Rechtsprechung wird von einigen Autoren die Alkoholintoxikation immer noch zur „tiefgreifenden Bewußtseinsstörung" gerechnet.
Während die Rechtsprechung nach 1945 bei dem „affektiven Restproblem" ansetzte und grundsätzlich eine Exkulpierungsmöglichkeit auch für „normalpsychologische" Bewußtseinsstörungen offen ließ, wurde der Begriff der Bewußtseinsstörung in der forensischen Psychiatrie zunächst auf faßbare körperliche Ursachen oder zumindest das Hineinspielen konstellativer Faktoren (Alkohol, Medikamente, Hirnerschütterung, körperliche Erschöpfung usw.) eingeschränkt. In einer bekannten BGH-Entscheidung (BGHSt 11,20) wurde die Exkulpationsmöglichkeit beim „hochgradigen" Affekt dagegen auch ohne Vorliegen organischer (Zusatz-)Befunde oder konstellativer Faktoren als „Erfahrungstatsache" anerkannt. Verständigungsprobleme zeigen auf, daß weder Psychologie noch Psychopathologie über einen verbindlichen Bewußtseinsbegriff verfügen.
Exemplarisch stellte Saß (Tab. 3) für die „tiefgreifende Bewußtseinsstörung" einen Katalog von positiven und negativen Merkmalen vor, die für bzw. gegen die Annahme einer psychischen Störung mit Erheblichkeitsgrad sprechen sollen. Diesen Merkmalen kommt in-

dizielle Bedeutung zu, ohne daß methodologisch Regeln der Graduierung und Bewertung vorgegeben sind. In Annäherung an Kritiker, vor allem Rasch (1993), der dies als Versuch einer normativen Definition eines Rechtsbegriffs anstatt einer diagnostischen Erfassung bewertet, wurden die Einzelkriterien im Hinblick auf die zentrale Bedeutung einer psychopathologischen Gesamterfassung relativiert.

Gutachtenbeispiel 3

Der zum Zeitpunkt der Untersuchung 44jährige Herr C. wurde zur Frage seiner strafrechtlichen Verantwortlichkeit psychiatrisch untersucht. Er wird beschuldigt, seiner Lebensgefährtin Frau D. am 8. 10. 19.. schwere Kopfverletzungen zugefügt und dadurch ihren Tod verursacht zu haben. Herr C. wächst als uneheliches Kind bei seiner Mutter in ... auf. Die frühkindliche Entwicklung verläuft insofern unauffällig, als keine neurotischen Primordialsymptome zu erheben waren, wenngleich ungünstige Sozialisationsbedingungen vorlagen: Die Abwesenheit des leiblichen Vaters, die Berufstätigkeit der Mutter, die sich wiederholt Freunden zuwendet, und die häufige Unterbringung bei Verwandten oder Bekannten läßt bei Herrn C. das Gefühl aufkommen, weniger Nestwärme als andere erfahren zu haben, damit einhergehende aggressive Affekte werden jedoch durch Rationalisierung und Affektisolierung „im Zaum" gehalten. Der Eindruck, gegenüber anderen benachteiligt zu sein, schlägt sich auch in einem geringen Selbstwertgefühl nieder, das Herr C. durch sportliche Leistungen kompensiert. Durch den Umzug zu seinem künftigen Stiefvater wird die Selbstwertproblematik aktiviert: Herr C. erlebt sich als Anhängsel seiner Mutter, als Mensch zweiter Klasse aus dem Osten, zusätzlich durch Verordnung einer Brille stigmatisiert und gegenüber seiner Stiefschwester benachteiligt. Im Zusammenhang mit der Bewältigung dieser Konstellation sind Strategien entstanden, durch Überanpassung an vermeintliche Ansprüche des Gegenübers, speziell seiner Eltern, Zuwendung zu erlangen, die auch seinen späteren Umgang mit sozialen Konfliktsituationen prägen.

Nach dem Realschulabschluß schlägt Herr C. eine Beamtenlaufbahn ein, die komplikationsarm verläuft und ihn seit 19.. zum Sachbearbeiter im Amt ... geführt hat, wenngleich diese Stelle keine echte Berufszufriedenheit gibt, da sie seinen speziellen Begabungen nicht entgegenkommt. In Anknüpfung an schulische Erfahrungen findet Herr C. weiterhin im sportlichen Wettbewerb Kompensationsmöglichkeiten. Nachdem Herr C. ca. 3 Jahre in einer eigenen Wohnung in der Nähe seines damaligen Arbeitsplatzes verbrachte, zog er 19.. in eine Wohnung, die neben der seiner Eltern gelegen ist. Hierdurch ist für ihn die Nähe seiner Mutter gewährleistet, die er als wichtigste Person in seinem Leben bezeichnet und die teilweise Versorgungsaufgaben (z. B. Essenmachen oder gewisse Haushaltstätigkeiten) wahrnimmt. Im Rahmen des besonderen Abhängigkeitsverhältnisses zu seiner Mutter wird in der verbalen Kommunikation lediglich das Thema Sexualität ausgespart. Das Verhaftetsein an elterlichen Normen führt auch zum Meiden alkoholischer Getränke bis ca. 19...

In den Partnerschaften, die Herr C. ab 19.. eingeht, sucht Herr C. eine quasi-mütterliche Verwöhnungssituation, die bislang längste dieser Beziehungen (ca. 7 Jahre) bestand zu einer wesentlich älteren Frau. Gleichzeitig erwartet Herr C. in den Partnerschaften Respekt vor seinen Kompensationsstrategien, die ihn in ihrer zeitlichen Beanspruchung durch Hobbys gegenüber dem Partner in seinem Selbstbild als Egoisten erscheinen lassen. Bindungsängste, die sich insbesondere auf das Verlassenwerden durch eine Partnerin oder das mögliche Fremdgehen einer Partnerin beziehen, resultieren aus der frühkindlichen traumatisch erlebten Erfahrung des Verlassenwerdens durch seine Mutter bzw. der Hinwendung seiner Mutter zu verschiedenen Partnern. Diese Bindungsängste hindern Herrn C., eine engere heterosexuelle Beziehung einzugehen. Selbst die Beziehung zu einer älteren Frau 19.. bis 19.. empfindet Herr C. nach ca. 1 Jahr bereits als beendet. Er nahm zwar die in der gemeinsamen Haushaltsführung liegenden Vorteile im Sinne einer Verwöhnung in Anspruch, vermied jedoch klärende Gespräche und wich konflikthaften Auseinandersetzungen aus, bis – ähnlich wie in zuvor erfolgten Partnerschaften – die Trennung durch die Partnerin erfolgte.

Kurze oberflächliche Beziehungen, wie sie sich durch Kneipenbekanntschaften ergaben, kamen den Bindungsängsten von Herrn C. entgegen. Im übrigen konnte Herr C. in der Rolle des Helfers, der etwa versucht, eine Partnerin mit einer Alkoholproblematik vom Alkohol wegzubringen, die eigene Selbstwertproblematik abwehren.

Familienanamnestisch auffällig ist die Erkrankung der Stiefschwester von Herrn C. an einer endogenen Psychose, die zu wiederholten stationären nervenklinischen Aufenthalten geführt hat. In diesem Zusammenhang ist jedoch festzuhalten, daß im psychischen Befund bei Herrn C. keinerlei Hinweise für das Vorliegen einer psychotischen Symptomatik zu erheben waren; darüber hinaus ergaben sich weder eigenanamnestisch noch anhand der testpsychologischen Untersuchungen Anhaltspunkte in dieser Richtung.

Ebensowenig ist vom Vorliegen hirnorganischer Veränderungen bei Herrn C. auszugehen. Nach den Leistungsbefunden der testpsychologischen Untersuchung verfügt Herr C. mit einem IQ von insgesamt 107 über durchschnittliche intellektuelle Fähigkeiten. Die Handlungskompetenzen sind gegenüber den verbalen Kompetenzen nur geringfügig besser ausgeprägt. Deutlich überdurchschnittlich war hingegen das Ergebnis eines Untertests, der als Indikator für die sprachliche Abstraktionsfähigkeit gilt. Bei den Handlungsaufgaben, insbesondere beim Mosaik-Test, schränkte die Tendenz zu sehr stark strukturiertem Vorgehen die Leistungsfähigkeit von Herrn C. deutlich ein.

Bei der körperlichen Untersuchung fanden sich Zeichen einer im Zusammenhang mit langjährigem Nikotinkonsum zu sehenden chronischen Bronchitis, die im Hinblick auf die Fragestellung des Gutachtens ohne Bedeutung ist. Auffälligkeiten im psychischen Befund bestanden in einer bedrückten Grundstimmung und einer gewissen Antriebsbeeinträchtigung, deren Beginn für Herrn C. für die Zeit nach der jetzt zur Debatte stehenden Angelegenheit datiert wurde und die sich nach Erhalt einer Schmerzensgeldforderung durch den Anwalt von Frau D. im Dezember 19.. verstärkt hat und mit Suizidgedanken einhergeht, so daß eine stationäre nervenklinische Behandlung in der Nervenklinik ... erfolgte. Die anamnestischen Angaben von Herrn C. entsprechen den im Arztbericht der Nervenklinik ... aufgeführten. Die depressive Verstimmung von Herrn C. geht mit Appetitstörungen, Gewichtsabnahme und Schlafstörungen sowie körperlichen Beschwerden (insbesondere Herzrasen) einher, die angesichts der Ergebnisse der körperlichen Untersuchung und des im Arztbrief der Nervenklinik ... aufgeführten EKG-Befundes am ehesten als psychosomatisch eingestuft werden müssen. Eine starke aktuelle Belastung von Herrn C., die teilweise zu reaktiv-depressiven Symptomen führt (vor allem im vegetativen Bereich), wurde auch in den psychologischen Testbefunden deutlich, Hinweise für eine allgemeine depressive Grundhaltung konnten testdiagnostisch nicht validiert werden. Insofern ist zum gegenwärtigen Zeitpunkt vom Vorliegen einer reaktiv-depressiven Verstimmung auszugehen, die im Gegensatz zur diagnostischen Einschätzung im Arztbrief der Nervenklinik ... als längerdauernd bezeichnet werden muß, wenn auch zur Zeit keine akute Suizidalität gegeben ist. Von Bedeutung ist, daß nach den anamnestischen Angaben von Herrn C. bereits im Verlauf der weiter unten ausführlich darzustellenden konfliktreichen Beziehung mit Frau D. über eine längere Zeit eine depressive Verstimmung mit Vitalzeichen (Schlafstörungen, Konzentrationsstörungen) aufgetreten ist.

In der grundsätzlichen Persönlichkeitsdimension Extraversion – Introversion zeichnete sich bei Herrn C. ein deutliches Spannungsfeld ab. Es wurde vielfach eine höhere Abhängigkeit von Werturteilen anderer Personen bzgl. der eigenen Persönlichkeit in den testpsychologischen Untersuchungen deutlich, die nicht nur die dargestellte Selbstwertproblematik, wie sie auch im Selbstbild des Probanden in übermäßiger Hilfsbereitschaft zutage tritt, sondern auch die mangelnde Loslösung von der Mutter reflektiert. Die hohe Abhängigkeit vom Werturteil anderer läßt Herrn C. die Nähe anderer suchen und ihn diese Nähe als sehr intensiv erleben. Sie spiegelt sich in einem hohen Geselligkeitsbedürfnis bzw. in einer starken sozial orientierten Grundstrukturiertheit wider. Andererseits bedingt diese Abhängigkeit eine starke Aggressionshemmung und eine mangelnde Fähigkeit, eigene Ansprüche und Bedürfnisse durchzusetzen. Insbesondere schildert sich Herr C. als nachgiebig, wenig durchsetzungsfähig und im Grunde sehr gehemmt. Herr C. war in den durch Testitems simulierten sozialen Konfliktsituationen sehr schnell bereit, zurückzustecken und schon im vorhinein antizipierten möglichen Ansprüchen des Gegenübers gerecht zu werden, um Spannungen nach Möglichkeit gar nicht erst aufkommen zu lassen. Reaktionen der Selbstabgrenzung waren hingegen eher selten. In gewissem Gegensatz zur beschriebenen Neigung, sich sehr schnell und bereitwillig den Ansprüchen anderer im sozialen Kontakt anzupassen, steht eine starke Neigung von Herrn C. zur klaren Strukturierung seiner Umwelt. Dabei scheinen diese strukturierenden Persönlichkeitsanteile auf jene Bereiche und Situationen beschränkt, wo eine psychische Entlastungsfunktion durch Werturteile anderer nicht möglich ist. Dies sind beispielsweise entweder Situationen, in denen Herr C. für sich allein eine Aufgabe zu bewältigen hat oder soziale Situationen, die so beschaffen sind, daß eine Entlastung durch das Werturteil des Gegenübers nicht möglich ist. Hinreichend wirkungsvolle und zuverlässige Selbstbewertungen scheinen Herrn C. hier nur sehr schwer möglich und kaum Entlastungsfunktionen zu haben. Diese testpsychologischen Befunde entsprechen der im psychischen Befund auffälligen anankastischen Strukturierung der Lebensgeschichte sowie typischen Verhaltensmustern in der Alltagsbewältigung („Preis-Polizist").

In den verschiedenen psychologischen Testbefunden spiegelte sich außerdem eine starke Tendenz zu neurotischen Formen der Konfliktverarbeitung wider. Zum Teil sind diese Befunde als Ausdruck einer akuten Belastungsverarbeitung zu werten. Andererseits sprechen die Testergebnisse auch dafür, daß Herr C. grundsätzlich in hohem Maße dazu neigt – vor dem Hintergrund einer großen Abhängigkeit von der Bestätigung durch andere Personen – in sozialen Konfliktsituationen, wenn eine Umdefinition oder Bagatellisierung des Konfliktgehaltes der Situation nicht gelingt, die Verantwortung zu übernehmen und selbst aktiv eine Lösung anzustreben. Kompetenzen der Selbstabgrenzung gegenüber äußeren Ansprüchen, etwa durch aggressive Abwehrversuche oder durch die Fähigkeit, den Konflikt stehen zu lassen (Frustrationstoleranz), scheinen nicht vorhanden.

Am 30. 4. 19.. lernt Herr C. Frau D. in einem Lokal kennen, 1 Woche später übernachtet Frau D. bei Herrn C. nach dem zweiten gemeinsamen Treffen, eine weitere Woche später nimmt Herr C. die persönliche Habe von Frau D. in seiner Wohnung auf. Die Beziehung zwischen Herrn C. und Frau D. gestaltet sich zunächst harmonisch, zumal Frau D. den Erwartungen von Herrn C. sehr entgegenkommt: Herr C. fühlt sich in sexueller Hinsicht verwöhnt, oralen Ansprüchen kommt Frau D. durch ihre Ausbildung als Köchin entgegen, sie zeigt Interesse an Fußballaktivitäten, schaffte eine quasi-mütterliche Verwöhnungssituation durch Übernahme von Haushaltstätigkeiten und Anruf im Dienst, ohne daß Herr C. besondere Ansprüche durchsetzen muß. Für die Abhängigkeit von Herrn C. vom Werturteil anderer ist bedeutsam, daß Frau D. bei Freunden von Herrn C. zunächst einen guten Eindruck hinterläßt und etwa ein Essen zum Geburtstag seines Stiefvaters arrangiert. Für Herrn C. ist Frau D. „die beste Frau meines Lebens"; die besondere Resonanz der Begegnung mit Frau D. ist in der Stabilisierung seines Selbstwertgefühls, die Frau D. etwa durch Bestätigung seiner intellektuellen, sozialen und sexuellen Fähigkeiten realisiert.

Spannungsreichtum und Wechselspiel in der Beziehung setzt nach 1 monatigem Zusammenleben ein: im ersten Streit am 9. 6. 19.. schlägt Frau D. im Lokal gegen die obere Zahnreihe von Herrn C., nach Versöhnung findet 3 Tage später die Verlobung statt. Nach erneuten tätlichen Auseinandersetzungen ist für Herrn C. am 27. 6. 19.., als er von Frau D. bei der Polizei wegen Körperverletzung angezeigt wird, die Beziehung beendet, zumal Frau D. 1 Tag später seine Mutter angreift und gegenüber der Polizei äußerte, sie sei von ihm, seiner Mutter und seinem Stiefvater zusammengeschlagen worden. Herr C. schließt zunächst Frau D. aus der Wohnung aus, einige Tage später nimmt er Frau D., deren Fehlverhaltensweisen er durch die jeweils gegebene Alkoholisierung entschuldigt, wieder in seine Wohnung auf, wobei er hierdurch eine Verstimmung zwischen ihm und seinen Eltern herbeiführt.

Nachdem Herr C. Mitte Juli von Frau D. mittels eines Stuhles angegriffen wird, zeigt er Frau D. zum ersten Mal bei der Polizei an. Diese Anzeige wird von Frau D. mit einer Gegenzeige beantwortet. Als Frau D. ihn Mitte August in akoholisiertem Zustand beleidigt und angreift, führt er eine Beruhigung der Situation herbei, indem er die Schuld auf sich nimmt. Nachdem Frau D. nach einer längeren Auseinandersetzung am 12. 9. 19.. eine fast gefüllte Seltersflasche gegen seinen Kopf schlägt, verläßt er im Rahmen seiner mangelnden Kompetenz, eigene Ansprüche in sozialen Konfliktsituationen durchzusetzen, seine eigene Wohnung und übernachtet bei Freunden oder seinen Eltern. Es gelingt ihm nicht, den Auszug von Frau D. aus seiner Wohnung zu erreichen.

Der vor dem Hintergrund der chronischen Belastung durch den sich hier länger hinziehenden Partnerkonflikt mit Wechselspiel zwischen Zerwürfnis und Versöhnung eingetretene Verstimmungszu-

stand, ist dem psychischen Merkmal der schweren anderen seelischen Abartigkeit zuzuordnen. Für die Bewertung dieses spannungsreichen Verstimmungszustands ist nicht nur die von Herrn C. angegebene Symptomatik mit Schlaf- und Konzentrationsstörungen, die zur Arbeitsunfähigkeit bis einschließlich 4. 10. 19.. führte, zu berücksichtigen, sondern auch die Herrn C. zur Verfügung stehenden Kompensationsmöglichkeiten. Das erneute Zusammenziehen am 4. 10. 19.. erlebt Herr C. hochgradig ambivalent: Auf der einen Seite fühlt er sich zum Zusammenwohnen gedrängt, da er die weitere Verwahrlosung seiner Wohnung und Komplikationen an seiner Arbeitsstelle befürchtet, außerdem empfindet er die anwaltlich getroffene Vereinbarung, in der Frau D. ihre Strafanzeigen zurücknimmt, er wiederum Frau D. das weitere Wohnen – allerdings mit 3monatiger Kündigungsfrist – gewährt, als vorteilhaft. Mit Frau D. ist eine zunehmende Bedrohung seines eigenen Lebenskreises eingetreten: Das Verhältnis zu seinen Eltern ist stark beeinträchtigt, am 6. 10. 19.. macht seine Mutter durch Auflösung ihrer auf seinen Namen laufenden Sparguthaben den Vertrauensverlust deutlich. Frau D. hat durch ihr Verhalten am 13. 9. 19.. an seiner Arbeitsstelle eine Situation der Demütigung vor seinen Arbeitskollegen hergestellt, auf ihre Initiative hin ist es zu einer Reduktion von Kontakten zu Freunden und von Fußballtrainingsterminen gekommen. Im Hinblick auf das Gefälle in der Partnerrelation erlebt sich Herr C. gegenüber Frau D. nicht nur im Umgang mit Instanzen der sozialen Kontrolle, sondern auch in jeglichen sozialen Konfliktsituationen einschließlich körperlicher Auseinandersetzungen unterlegen. Durch finanzielle Beanspruchung (etwa Geldauslagen für fällige Gerichtsvollzieherkosten von Frau D., Geschenke, Finanzierung des Haushalts) wird Herr C. durch Frau D., die selbst in der Zeit der gemeinsamen Beziehung 2mal über kurze Zeit arbeitet und ansonsten über keine finanziellen Reserven verfügt, zur seinem Selbstkonzept gegenläufigen Aufnahme eines Kredits bewogen. Die geschilderte Konstellation beinhaltet typische Merkmale der Vorgeschichte der sog. Elimination des (Ehe-)störenden Partners. Aus der Defensive heraus unter Berücksichtigung seiner mangelnden sozialen Konfliktlösungs- und Selbstabgrenzungskompetenz erscheint Herr C. die erneute Versöhnung als Weg des geringsten Widerstandes.
Auf der anderen Seite wurde durch die erneute Versöhnung am 4. 10. 19.. leise Hoffnungen erweckt, die Beziehung könnte sich doch noch längerfristig stabilisieren, zumal künftige Alkoholabstinenz vereinbart wurde, Herr C. einen Teil seiner von Frau D. aus der Wohnung entfernten Habe zurückbekam, gemeinsam Urlaubspläne geschmiedet wurden und Frau D. sogar über Heirat im kommenden Jahr sprach. Die erneut von Herrn C. empfundene Harmonie in der Beziehung und insbesondere die gemeinsame, als realistisch empfundene Zukunftsplanung ließ für ihn den 6. 10. 19.. als „besten Tag in meinem Leben" erscheinen. Am 5. 10. und 6. 10. nahm Herr C. wieder seine Arbeit auf, die geschilderten Schlaf- und Konzentrationsstörungen hatten sich nach der Versöhnung zurückgebildet, eine depressive Verstimmung wurde von Herrn C. für die beiden Tage vor der ihm vorgeworfenen Tat nicht mehr angegeben. Allerdings ist davon auszugehen, daß in Zusammenhang mit der chronischen Druck- und Überforderungssituation und dem schnellen Wechselspiel zwischen Trennung und Wiederversöhnung eine Labilisierung der psychischen Verfassung auch bei Abklingen der geschilderten depressiven Verstimmung bereits vor der Tat gegeben war, die zwar im Hinblick auf Voraussetzungen für eine Beeinträchtigung der Schuldfähigkeit nicht relevant ist, jedoch prinzipiell geeignet ist, den Boden für das Auftreten eines affektiven Erregungszustandes zu bereiten. Durch den erneut als abrupt erlebten Wechsel im Verhalten von Frau D. nach gemeinsamem Lokalbesuch am 7. 10. 19.. ist es zu einer weiteren Verunsicherung gekommen, die die Labilisierung der psychischen Verfassung vertieft haben dürfte. Erneute Demütigungen beim zweiten Lokalbesuch am 7. 10. 19.. am späteren Abend durch Frau D. erlebte Herr C. insofern als über das bisherige Maß hinausgehend, als Frau D. zum ersten Mal in seiner Gegenwart im Lokal andere Männer „anmachte". Diese Demütigung im Bereich des männlichen Selbstwertgefühls hat zu einer aggressiven Aufladung bei Herrn C. geführt. Im Rahmen seiner Aggressionshemmung und Konfliktvermeidungsstrategien zog er sich nach gemeinsamer Rückkehr in die Wohnung zunächst zurück.
Legt man die Angaben von Herrn C. zum nachfolgenden Tatgeschehen zugrunde, ist davon auszugehen, daß die Unterbrechung des Geschlechtsverkehrs und Abweisung von Herrn C. durch Frau D., nachdem sie ihn zuvor zum Sexualkontakt animiert hatte, als erhebliche narzißtische Kränkung die bereits gegebene aggressive Aufladung verstärkt hat und daß sich auf dem Boden der beschrie-

benen psychischen Labilisierung in der Tatanlaufzeit nach dem Angriff von Frau D., der durch Herabreißen des künstlichen Haarteils eine weitere Kränkung im zentralen Lebensbereich des Selbstwertgefühls bei Herrn C. bot, ein affektiver Erregungszustand entwickelt hat, der dem psychischen Merkmal der tiefgreifenden Bewußtseinsstörung zuzuordnen ist. Berücksichtigt man das Ergebnis der BAK und die Angaben von Herrn C., dürften konstellative Faktoren wie Alkohol, Medikamente oder Müdigkeit in der Tatsituation bei Herrn C. keine Rolle gespielt haben.

Aufgrund des affektiven Erregungszustands und der bei Herrn C. eingeschränkten Handlungskompetenz im Hinblick auf Konfliktbewältigung ist aus psychiatrischer Sicht davon auszugehen, daß die psychische Verfassung während des Tatgeschehens die Voraussetzungen einer erheblichen Minderung der Fähigkeit zum einsichtsgemäßen Handeln beinhaltet. Da zwar die Tatsituation nicht durch die Initiative von Herrn C. gestaltet wurde, während die affektive Aufgeladenheit im Rahmen des Angriffs durch Frau D. entsperrt wurde, Herr C. jedoch eine Orientierung an wechselnde Erfordernisse der Situation (nach seinen Angaben wirft er sich auf die linke Seite von Frau D., während sie das rechte Bein anzieht) gelingt, ist aus forensisch-psychiatrischer Sicht keine Aufhebung der Schuldfähigkeit im Sinne des § 20 StGB anzunehmen.

Zu weiteren Erörterungen kann die Hauptverhandlung Gelegenheit geben.

Schwachsinn

Dieses Merkmal umfaßt intellektuelle Beeinträchtigungen ohne nachweisbare organische Ursache. Aus der historischen Tradition der Schuldfähigkeitsbestimmungen kommt bei Intelligenzstörungen bekannter organischer Ursache (z.B. Trisomie 21, perinataler Hirnschaden) das Merkmal der „krankhaften seelischen Störung" zur Anwendung. Für Wegener (1981) ist der Psychologe der am besten geeignete Sachverständige zur Beurteilung von Intelligenzdefiziten. Tatsächlich wird die Bestimmung des Ausmaßes des „Schwachsinns" in der psychiatrischen Praxis häufig an Psychologen delegiert.

Zumindest soll aufgrund der Diagnose und der Analyse der Tatsituation die mögliche Darstellung der psychischen Voraussetzungen des Täters für die Einsichts- und Steuerungsfähigkeit in der Regel in guter Übereinstimmung zwischen Gutachtern verschiedener Professionen erfolgen. Zu beachten ist, daß der psychodiagnostische Befund (z.B. „im Altersvergleich durchschnittliche Intelligenz") nur die Vorstufe der geforderten forensisch-diagnostischen Beurteilung darstellt, die auf eine Wahrscheinlichkeitsaussage unter Einbeziehung spezifischer Zeit- und Situationskomponenten der Tatbegehung abzustellen ist. So wird beispielsweise der Beurteilung die Beziehung zwischen IQ, Wesensart, toxischer Beeinflussung, affektiver Situation, Beeinflussung durch intelligentere Mittäter und Kompliziertheitsgrad des Delikts zugrunde gelegt.

Wäre in dem folgenden Fall die Ursache für die intellektuelle Minderbegabung nicht bekannt, müßte die Intelligenzminderung dem juristischen Merkmal des „Schwachsinns" und nicht der „krankhaften seelischen Störung" zugeordnet werden.

Gutachtenbeispiel 4

Der zum Zeitpunkt der Untersuchung 37jährige Herr D. wurde zur Frage seiner strafrechtlichen Verantwortlichkeit und der psychiatrischen Voraussetzungen gemäß § 63 StGB untersucht. Gegen Herrn D. wird ermittelt, da er am 1. 8. 19.. auf der 5jährigen E. gelegen, Bewegungen wie beim Geschlechtsverkehr gemacht, das Kind gestreichelt und ihm mehrere Küsse gegeben haben soll. Herr D. wurde als zweiter von insgesamt 3 Brüdern in ... geboren. Aufgrund von Komplikationen bei der Geburt erlitt Herr D. eine Hirnschädigung, die den Lebensgang und seine Persönlichkeitsentwicklung entscheidend bestimmte. Im Anschluß an Beeinträchtigungen in der statomotorischen und sprachlichen Entwicklung erfolgte bei Herrn D. nach vorübergehender Einschulung

in eine Sonderschulklasse eine kinder- und jugendpsychiatrische Vorstellung. Anläßlich dieser Vorstellung im ... wurde festgestellt, daß Herr D. unfähig sei, Kulturtechniken wie Lesen oder Schreiben zu erlernen, woraufhin eine Versetzung in eine Sammelklasse erfolgte, die Herr D. bis zu seinem 15. Lebensjahr besuchte.
Durch die Vermittlung seines Vaters, der gleichzeitig als Betreuer für die Aufgabenkreise „Arbeitsrechtliche Angelegenheiten", „Aufenthaltsbestimmung", „Vermögenssorge" und „Vertretung in behördlichen Angelegenheiten" bestellt ist, erhielt Herr D. einen Arbeitsplatz im ... Dort verrichtet Herr D. seit mittlerweile 21 Jahren Aushilfsarbeiten, die ihm nach seinen Angaben Spaß machen.

Seit ca. 7 Jahren bewohnt Herr D. ein eigenes Zimmer im ehemaligen Haus seiner Eltern, das jetzt seinem jüngeren Bruder gehört. Während Herr D. in der Lage ist, seine Körperhygiene und das Zimmer einschließlich der angeschlossenen Sanitäreinrichtungen selbst sauber zu halten, ist er im Hinblick auf das Einkaufen von Nahrungsmitteln und bestimmte Haushaltstätigkeiten (z. B. Vorbereiten einer Thermoskanne für Kaffee für den Arbeitstag) auf die Hilfe seiner Schwägerin angewiesen.
Als soziale Beziehungen bestehen bei Herrn D. neben Kontakt zu seinen Familienangehörigen oberflächliche Kontakte zu Arbeitskollegen sowie Kontaktmöglichkeiten über die ... , deren wöchentliche Sport- und Tanzveranstaltungen er besucht. Das Wochenende verbringt er in der Regel bei seinen Eltern.
Familienanamnestisch fällt die seit 30 Jahren bestehende manisch-depressive Erkrankung der Mutter von Herrn D. auf, die mittlerweile therapieresistent geworden sein soll. Aus den eigen- und fremdanamnestischen Angaben sowie dem psychopathologischen Befund ergeben sich keine Anhaltspunkte dafür, daß bei Herrn D. gleichfalls eine psychische Erkrankung im engeren Sinne vorliegt.
Im Vordergrund steht vielmehr eine geistige Behinderung, die in Übereinstimmung mit der diagnostischen Einschätzung von Herrn Dr. ... aus dem Jahr 19.. als mittelgradige Intelligenzminderung (nach der älteren Terminologie Imbezillität ICD-9 Nr. 318.0 bzw. ICD-10 F71) zu bezeichnen ist. Aufgrund der fremdanamnestischen Angaben durch den Vater ist ätiologisch eine perinatale hypoxische Hirnschädigung nach Fruchtwasseraspiration und konsekutiver Lungenatelektase anzunehmen. Da in diesem Fall die Ursache für die intellektuelle Minderbegabung bekannt ist, ist die Intelligenzminderung dem juristischen Merkmal der „krankhaften seelischen Störung" zuzuordnen.
Im Rahmen der erlittenen organischen Hirnschädigung ist es bei Herrn D. zu einer beeinträchtigten Entwicklung von Sprachverständnis und Sprachgebrauch gekommen, die nicht ausreicht, ihn an einfachen Unterhaltungen teilnehmen zu lassen. Bei spärlichen Spontanäußerungen spricht Herr D. vorrangig in 2- oder 3-Wort-Sätzen mit schlichter Begriffsbildung und kargem, vor allem an konkreten Ereignissen verhaftetem Vorstellungsschatz. Dabei ist die Artikulation zum Teil undeutlich, der Tonfall wenig moduliert und der Sprachduktus stockend, wobei Sätze zum Teil fragmentarisch oder durch Versatzstücke ohne grammatikalischen Zusammenhang imponieren.
Grundlegende Fähigkeiten zum Lesen, Rechnen und Zählen hat Herr D. nicht erworben. Er kann zwar die Zahlen 1–9 schreiben, ist jedoch nicht in der Lage, seinen eigenen Namen fehlerlos ohne Vorgabe aufzuschreiben. Das Lesen, auch von einfachen Texten, ist Herrn D. ebensowenig möglich wie das Lösen einfacher Rechenaufgaben. Ebensowenig kann Herr D. das Alter seiner Eltern oder seiner Geschwister benennen.
In vertrauter Umgebung kann sich Herr D. allerdings ohne fremde Hilfe bewegen: Trotz seiner Unfähigkeit, mehrstellige Nummern an öffentlichen Verkehrsmitteln zu erkennen, gelingt es ihm, sich anhand gewohnter räumlicher Gegebenheiten wie Abfahrtpunkten und der Identifizierung von üblicherweise um die gleiche Zeit mitfahrenden anderen Fahrgästen das richtige Verkehrsmittel auszusuchen, um zur Arbeitsstelle zu gelangen.
Der von Herrn D. ausgefüllte Arbeitsplatz entspricht nach den fremdanamnestischen Schilderungen dem in einer beschützten Werkstätte, d. h., daß Herr D. nur in der Lage ist, einfache praktische Tätigkeiten bei sorgsam strukturierten Aufgaben zu erfüllen, ohne daß er eine soziale oder wirtschaftliche Selbständigkeit erreichen kann, die Grundlage einer eigenständigen Lebensbewältigung wäre.

Insbesondere fällt es Herrn D. schwer, soziale Beziehungen aufzubauen, zumal er im Kontakt über die Behinderung von Sprachverständnis und Sprachgebrauch hinaus gehemmt-zurückgezogen wirkt. Die bei Herrn D. vorliegende mangelnde Begriffsbildung wirkt sich auch auf die Ausbildung ethischer Begriffe aus: so hat Herr D. angegeben, daß er durch frühere Gespräche mit seinem Bruder weiß, daß sexuelle Handlungen wie „Küssen von Kindern" verboten sind, liefert hierfür aber eine konkrete Begründung („weil der Ring fehlt").

Die Einschätzung der Intelligenzminderung als mittelgradig bei Herrn D. stützt sich auf den klinischen Befund, die fremdanamnestischen Angaben und die Angaben zum Lebenslauf. Eine formale Testung der allgemeinen intellektuellen Leistungsfähigkeit konnte aufgrund des stark eingeschränkten Sprachverständnisses nicht durchgeführt werden. Wie häufig bei dieser Störungsgruppe festzustellen, bestehen bei Herrn D. Auffälligkeiten des neurologischen Befundes, die sich in einem dysharmonischen Bewegungsbild, einer leichten Dysdiadochokinese links, ungelenkem Einbeinhüpfen und unsicher ausgeführtem Blindgang äußern. Anamnestisch wurde über wiederholte Krampfanfälle, vor allem in der Kindheit, zuletzt im Jahre 19.., berichtet, die angesichts ihrer Frequenz als Gelegenheitsanfälle eingestuft werden müssen. Ätiologisch dürfte in Übereinstimmung mit der Einschätzung der ... Abteilung des Krankenhauses ... aus dem Jahr 19.. die elektroenzephalographisch nicht faßbare Krampfbereitschaft mit dem perinatalen Hirnschaden in Zusammenhang stehen.

Seit ca. 13 Jahren sind bei Herrn D. keine Anfälle oder Anfallsäquivalente mehr beobachtet worden. Der vom Vater von Herrn D. berichtete „Schwächeanfall" ca. 2 Wochen vor der aktuellen Exploration wurde hausärztlicherseits als orthostatischer Kollaps betrachtet. Zum Zeitpunkt der körperlichen Untersuchung war der Blutdruck von Herrn D. medikamentös gut eingestellt.

Aus der bei Herrn D. erhobenen Sexualanamnese geht hervor, daß überwiegend biologisch-gegenständlich geprägte Ideen von sexuellen Kontakten seine Vorstellungswelt bestimmen. Nach seinen Schilderungen beschränken sich eigene sexuelle Erfahrungen auf tägliche Masturbationen und ein einmaliges Erlebnis mit einer Frau, die an seinem Geschlechtsteil manipulierte. Verbal begründete Herr D. Interesse an einer gegengeschlechtlichen Partnerschaft und dem Eingehen einer Ehe. Insgesamt ergaben sich aufgrund der Sexualanamnese keine Anhaltspunkte dafür, daß bei Herrn D. eine überwiegende oder ausschließliche Fixierung auf Kinder, d. h. eine Pädophilie als sexuelle Deviation vorliegt.

Folgt man den Angaben von Herrn D. zum Tatablauf, ist er durch das 5jährige Mädchen angesprochen und zunächst in sein Spiel mit einbezogen worden. Der Beginn des Körperkontaktes mit dem Mädchen wurde von Herrn D. mit einem Stolpern über eine Kante auf dem Spielplatz und konsekutivem Hinfallen begründet. Die darauffolgenden Handlungen (Küssen und Drücken des Mädchens) hat Herr D. auf Fragen eingeräumt und mit diesen auch sexuelle Erlebnisinhalte verknüpft, wobei er nach seinen Angaben aus früheren Gesprächen mit seinem Bruder wußte, daß derartige Handlungen verboten sind.

Für das Zustandekommen des aus dem Augenblick heraus entwickelten Handlungsanlasses erscheint zudem bedeutsam, daß Herr D. nicht wie wiederholt zuvor von seinen Eltern oder Angehörigen der ... in seinem Urlaub begleitet wurde, sondern nach Abreise der ursprünglich Herrn D. begleitendenden ... Gruppe des „... e.V." nur lockeren Anschluß an verbleibende Urlaubsgäste fand. Fremdanamnestisch und durch Herrn D. wurde zwar über sporadische Kontakte zu älteren Miturlaubern (die ihm z. B. eine Karte seiner Eltern vorlasen) berichtet, eine feste, Herrn D. betreuende bzw. beaufsichtigende Bezugsperson stand jedoch nicht zur Verfügung.

Für die Deliktsituation sind darüber hinaus die mit der intellektuellen Minderbegabung einhergehende Einschränkung der sozialen Anpassungsfähigkeit sowie die damit zusammenhängende Kontaktarmut mit mangelndem Anschluß an andere Erwachsene zu berücksichtigen. Damit imponiert die von Herrn D. gegebene Tatschilderung am ehesten als Gelegenheitshandlung eines nichtdevianten Minderbegabten, der aufgrund seiner Undifferenziertheit, der eingeengten Erlebniswelt und stark eingeschränkter sozialer Handlungskompetenz aus forensisch-psychiatrischer Sicht unfähig zum einsichtsgemäßen Handeln war, insbesondere, nachdem sich eine sexuelle Erregung bei ihm eingestellt hatte.

Zur Prognose ist zu berücksichtigen, daß die von Herrn D. eingeräumte Tathandlung in spezifische situative Bedingungen eingelagert war. Der sexuell motivierte Handlungsablauf ist dabei nicht Ausdruck einer sexualpathologischen Entwicklung, deren progredientes Verlaufsmuster die Wiederholung gleicher oder ähnlicher Taten nahelegen würde. Die bei Herrn D. zu beobachtenden Behinderungen im Kontaktbereich, die auf die Beeinträchtigung der intellektuellen Leistungsfähigkeit zurückzuführen sind, bestehen zwar fort; die nach Angaben des Vaters und Betreuers bei künftigen Urlaubsfahrten gewährleistete Aufsicht durch die Eltern oder Mitarbeiter der ... dürfte die erneute Aufnahme sexuell getönter Beziehungen zu Kindern aber eher unwahrscheinlich machen.

In Übereinstimmung mit der Stellungnahme des Herrn D. betreuenden Arztes für Neurologie und Psychiatrie Dr. ... vom ... besteht bei Herrn D. keine Notwendigkeit zur ständigen ärztlichen Beaufsichtigung und Behandlung, zumal Herr D. nach Rückkehr nach ... seinen gewohnten Tagesrhythmus wieder aufgenommen hat, ohne erneut durch sozial nicht gebilligte sexuelle Handlungen auffällig geworden zu sein. Anhaltspunkte für Tendenzen zu schwerwiegenderen, insbesondere mit tätlichen Aggressionen einhergehenden sexuell motivierten Handlungen haben sich aus der Vorgeschichte und dem Querschnittsbild bei Herrn D. nicht ergeben.

Zusammenfassend sind damit aus forensisch-psychiatrischer Sicht die prognostischen Voraussetzungen für eine Unterbringung gemäß § 63 StGB bei Herrn D. nicht gegeben.

Weitere Erörterungen können ggf. in einer Hauptverhandlung erfolgen.

Schwere andere seelische Abartigkeit

Gemeint sind damit diejenigen Abweichungen des psychischen Zustands von einer zugrunde gelegten Normalität, die nicht auf nachweisbaren oder postulierten organischen Prozessen beruhen, also alle nach dem sog. psychiatrischen Krankheitsbegriff nichtkrankhaften psychischen Störungen, d. h. im wesentlichen Neurosen, Persönlichkeitsstörungen und sexuelle Verhaltensabweichungen.

Es entspricht der klinischen Beobachtung, daß „Psychopathen" und „Neurotiker" mindestens so schwere Abweichungen aufweisen können wie Patienten mit organischen und endogenen Psychosen. Die Rechtsprechung erwartet vom Tatrichter die Prüfung, ob die Symptome in ihrer Gesamtheit das Leben eines Beschuldigten vegleichbar schwer und mit ähnlichen – auch sozialen – Folgen stören, belasten oder einengen wie krankhafte seelische Störungen. Wenngleich psychiatrischen Klassifikationssystemen keine Verbindlichkeit für die rechtliche Bewertung unter dem Gesichtspunkt der Schuldfähigkeit zukommt, soll die Zuordnung eines Befundes zu einer in der ICD anhand eines Merkmalkataloges definierten Persönlichkeitsstörung in der Regel auf eine nicht ganz geringfügige Beeinträchtigung hinweisen, die den Tatrichter verpflichtet zu prüfen, welchen Schweregrad die seelische Störung im Einzelfall hat; die Prüfung soll sich bei in Frage stehender soziopathischer Persönlichkeitsstörung auf die gesamte Lebensgestaltung, die frühkindliche Entwicklung, frühere Delinquenz und die konkrete Begehensweise der Taten in einer Gesamtbetrachtung erstrecken.

Die Überbewertung der – bekannten oder postulierten – hirnorganisch bedingten Störungen in der klassischen Psychiatrie hatte allmählich gegenläufige Bestrebungen in der bundesdeutschen Rechtsprechung, bei manchen forensischen Psychiatern und der Mehrzahl der forensischen Psychologen erzeugt. Weichenstellend war ein Grundsatzurteil des Bundesgerichtshofes (BGHSt 14,30): „Als krankhafte Störung der Geistestätigkeit können alle Störungen der Verstandestätigkeit sowie des Willens-, Gefühls- oder Trieblebens in Betracht kommen. Das gilt auch für eine naturwidrige Triebhaftigkeit geschlechtlicher Art, wenn ihr der Täter infolge Entartung seiner Persönlichkeit nicht ausreichend widerstehen kann. Auf die Veränderungen körperlicher Merkmale kommt es nicht an." Im gleichen Urteil wurde ausgeführt, daß „Willensschwäche oder sonstige Charaktermängel" die Annahme verminderter Schuldfähigkeit nicht rechtfertigen; eine derartige Abgrenzung erscheint jedoch aus verhaltenswissenschaftlicher Sicht nicht möglich (Rasch 1991).

Gutachtenbeispiel 5

Der zum Zeitpunkt der Untersuchung 54jährige Herr E. wurde zur Frage seiner strafrechtlichen Verantwortlichkeit im Zusammenhang mit einer zur Anzeige gelangten exhibitionistischen Handlung am ... untersucht.

Herr E. wuchs als jüngstes von 3 Kindern in einem rigiden und kontrollierenden Erziehungsmilieu auf, das angesichts des frühen Todes des Vaters, als Herr E. 2 $^1/_2$ Jahre alt war, maßgeblich durch die dominierende Bezugsperson der Mutter bestimmt wurde. Frühe Determinanten in der Entwicklung eines beeinträchtigten Selbstwertgefühls stellen Asthmaattacken dar, die zu 3maliger Verschickung im Alter von 5–7 Jahren und dadurch bedingter verspäteter Einschulung führten, sowie eine auffällige spezielle Lernbehinderung im Sinne einer Lese- und Rechtschreibschwäche, wodurch seine Rolle im Elternhaus auf die innere Formel des „kleinen Doofen" festgelegt wird. Diese entwicklungsbezogene Schreib- und Lesestörung führte trotz überdurchschnittlicher intellektueller Leistungsfähigkeit zur Wiederholung einer Schulklasse. Die gegenwärtig von Herrn E. erzielte allgemeine intellektuelle Leistungsfähigkeit entspricht mit einem IQ von 107 dem oberen Bereich durchschnittlicher Intelligenz, wobei sich seine verbal gebundenen abstrakt-logischen Fähigkeiten als vergleichsweise ähnlich stark ausgeprägt erwiesen wie seine praktischen Handlungskompetenzen. Ausdruck frühkindlicher Konflikte, die auf die weitere Lebensentwicklung bestimmend wirken, sind neurotische Primordialsymptome wie Schlafwandeln bis zum 10. Lebensjahr und verlängertes Daumenlutschen.

Bei den Determinanten der neurotischen Fehlentwicklung ist angesichts des frühen Verlustes der Vaterfigur die enge, abhängigkeitsfördernde Beziehung zur Mutter zu beleuchten: einerseits gerät Herr E. durch Teilen des Ehebettes mit der Mutter in die Rolle des Partnerersatzes, die auch erotisch anmutende Handlungen im begrenzten Rahmen (Streicheln der Beine der Mutter bis zur Mitte des Oberschenkels) beinhaltet, andererseits werden Ausbrüche aus dem einengend-kontrollierenden familiären Rahmen mit Verselbständigungsstreben und Hinwendung zu Freunden hart sanktioniert. Die ohnmächtige Auslieferung an die dominante Mutter, die fehlende Identifikationsmöglichkeit mit einer Vaterfigur sowie die Bevorzugung der Schwester sind wesentliche Faktoren einer frühen Verunsicherung der männlichen Identität. Dabei hat die Abhängigkeitsbeziehung zur Mutter durch die Gewährleistung versorgender Zuwendungen Aspekte, die ihn das Mutterverhältnis insgesamt als positiv erleben lassen: die Mutter kümmert sich um die Versetzung an eine andere Schule und später um die Vermittlung einer Gärtnerlehre. Dieses Abhängigkeitsverhältnis führt auch dazu, daß Herr E. relativ lange bei seiner Mutter wohnen bleibt, obwohl er bei Durchsetzung eigener Interessen (Musikhören), die nicht den rigiden Normen des Zusammenlebens entsprechen, Auseinandersetzungen provoziert. Später hilft er ca. 1 Jahr seiner Mutter beim Hausbau, anstatt eigene berufliche Ziele zu verfolgen.

Die frühe Verunsicherung der männlichen Identität, die in ein niedriges Selbstwertgefühl eingebettet ist, führt zu Kontakthemmungen gegenüber Frauen im frühen Erwachsenenalter, die Herr E. mit einem quasitechnischen Versagen („ungeschickt angestellt") begründet und die das Eingehen einer kurzdauernden homosexuellen Beziehung fördern. Daß sich Herr E. zeitweilig als gehemmt und stärker psychosomatisch beeinträchtigt erlebt, wenn auch in geringfügigem Maße, legen die auf den Selbstschilderungen beruhenden persönlichkeitspsychologischen Erhebungen nahe, die ansonsten Herrn E. als einen weitgehend dem Durchschnitt seiner Geschlechts- und Altersgruppe entsprechenden Menschen erscheinen lassen.

Die Partnerwahl von Herrn E. ist aus der in der Mutterbeziehung angelegten Tendenz heraus, sich einen dominierenden und kontrollierenden Partner zu suchen, zu verstehen. Die Schilderungen der Prinzipientreue der Ehefrau und die durch die Rechtschreibschwäche nahegelegene Kontrolle der Geschäftsbriefe erinnern an eine ähnliche Struktur der Beziehung, zumal Herr E. in der Exploration wiederholt Frau und Mutter verwechselte. Wenngleich organisatorische Familienangelegenheiten partnerschaftlich geregelt sind, nimmt die Ehefrau, die Herr E. als impulsiv, redselig und eifersüchtig beschreibt, die dominante Rolle angesichts der bei Herrn E. geprägten Kleinheits- und Ohnmächtigkeitsängsten ein. Aufgrund der mit Unterlegenheitsängsten verbundenen Aggressionshemmung werden Partnerschafts- und Familienkonflikte eher verdrängt, krisenhafte Zuspitzungen in der Ehe kennt Herr E. nicht.

Die berufliche Entwicklung von Herrn E. mit Tätigkeiten als Landschaftsgärtner, Chemiewerker und Außendiensttätigkeiten, die Herr E. in den letzten 20 Jahren bei der gleichen Firma ausgeübt hat, seine Rolle als Familienvater mit mittlerweile 3 erwachsenen Kindern, der Bezug eines Eigenheims mit großem Garten, der neben Restauration von Oldtimern wesentliche Freizeitaktivitäten bindet, weisen die gute soziale Einordnung von Herrn E. aus, in die die Auseinandersetzung mit der exhibitionistischen Symptomatik allenfalls in der Form hineinragt, daß sie einen gewissen Rückzug aus einem großen Bekanntenkreis und Vereinsleben sowie zeitweise nachlassende Arbeitsaktivität bewirkt.

Familienanamnestisch konnten keine Hinweise auf psychiatrisch relevante Erkrankungen gewonnen werden. Der von Herrn E. geschilderte Alkoholmißbrauch im Zusammenhang mit beruflichen Schwierigkeiten hat nicht zu einer Abhängigkeitsentwicklung geführt. Anhaltspunkte für hirnorganisch bedingte Funktionsstörungen ergaben sich weder aus dem psychischen Befund noch aus den entsprechend sensiblen Teilleistungstests des HAWIE. Depressive Affekte im psychischen Befund sind an Zukunftsängste vor möglicher Inhaftierung mit der Folge des Arbeitsplatzverlustes und möglicher Scheidung gebunden und schließen Suizidphantasien ein, ohne daß Anhaltspunkte für das Bestehen einer endogenen Psychose gegeben sind.

Die Entwicklung der exhibitionistischen Symptomatik ist unter psychodynamischen Aspekten als ein Erleben und Demonstrieren von Potenz, Mächtigkeit, Männlichkeit und Vergewisserung genitaler Vollwertigkeit zu betrachten. Dabei ist die prägende Wirkung des Erlebnisses im Alter von 6 – 7 Jahren, als Herr E. in einer Verführungssituation durch ein wesentlich älteres Mädchen „versagte", im Hinblick auf die durch Bemerkungen des Mädchens verhärtete Verunsicherung des männliches Selbstwertgefühls zu sehen, die allerdings durch die frühe Sozialisation im Sinne einer leichten Verletzbarkeit gebahnt war.

Der sukzessive Übergang zum exhibitionistischen Symptom vollzog sich bei Herrn E. von Masturbationssituationen, die im frühen Erwachsenenalter zunächst nur die Möglichkeit des Gesehenwerdens (etwa durch eine Fensterscheibe) beinhalten, ohne daß Herr E. dieser Möglichkeit zunächst Bedeutung zuschreibt, über Masturbationen im Auto, in denen die Möglichkeit des Gesehenwerdens durch Frauen bei der Masturbation bewußt eingeführt wird und der Präsentationscharakter zunehmend Bedeutung gewinnt, bis zum Erreichen sexueller Befriedigung ausschließlich durch meist stumme Präsentation des Genitales vor jungen Frauen und Mädchen in Verbindung mit Masturbation ab etwa 19...

Dabei ließen sich bei Herrn E. keine Anhaltspunkte finden, daß das exhibitionistische Symptom einem habituellen Konfliktlösungsmuster entspricht, das in bestimmten Belastungs- oder Krisensituationen als Phantasie oder Impuls durchbricht, ohne ansonsten sexuelle Erscheinungen oder Wünsche zu bestimmen. Die zu Beginn des Zusammenlebens mit seiner Ehefrau aufgetretenen Erektionsstörungen als Ausdruck der schwachen männlichen Identität bildeten sich nach einigen Monaten zurück und wichen einem Nebeneinander von Erleben sexueller Befriedigung im ehelichen Geschlechtsverkehr einerseits und Exhibition andererseits.

Der Ablauf des exhibitionistischen Verhaltens bei Herrn E. ist typischerweise an eine spezifische Gestimmtheit gebunden, deren Vorläufer von Herrn E. gelegentlich schon morgens wahrgenommen werden, die unabhängig von Alkoholgenuß auftritt und insbesondere im Herbst (August und September), weniger im Frühjahr wirksam wird. Veränderungen im Ablauf rühren daher, daß im Längsschnitt der neurotischen Entwicklung bei Herrn E. weniger Reize im Vorfeld der exhibitionistischen Handlung wirksam werden müssen, was zu einer Verkürzung der Tatanlaufzeit führt: während zuvor Herr E. die Wahrnehmung mehrerer verschiedener Frauen benötigte, um eine spezifische Gestimmtheit zu entwickeln, die ihn zum Aussteigen aus dem Auto zur Präsentation drängte, löst seit 2 – 3 Jahren bereits die Wahrnehmung einer ihn ansprechenden jungen Frau „reflexartig" die Exhibition aus. Dabei ist die spezifische Gestimmtheit durch Erregung, Nervosität und Unruhe gekennzeichnet, die als schwer verbalisierbare Ausgangsverfassung dem Akt des Entblößens vorausgeht. In dieser Verfassung ist es Herrn E. nicht bewußt, daß er etwa durch Zurufen die Aufmerksamkeit auf die Entblößung lenkt. Die Entblößung und das Erreichen sexueller Befriedigung ist von der Erwartung getragen, daß die jungen Frauen oder Mädchen der Präsentation gewahr werden, ohne daß bei Einhaltung der Distanz von etwa 10 m eine darüber hinausgehende Kontaktaufnahme intendiert ist, weswegen die Phase der Anonymität gewahrt wird. Die Zerstörung der Anonymität durch reale Kontaktaufnahme, wie es Herr E. einmal erlebt hat, führt zum schlagartigen Lösen des Spannungszustandes und läßt bei ihm, wie sonst nach sexueller Entspannung durch Exhibieren, Ernüchterung, Scham und Reue zurück.

Angesichts des Kontrasts zwischen Symptom und sonst sozial integrierter Lebensführung hat die Symptomatik den Ausdrucksgehalt des „oppositionellen Ausbruchs", in dem episodenweise der soziale Rahmen gesprengt wird, um in der Demonstration der Männlichkeit die in Abhängigkeitsbeziehungen eingebundene Autonomie zu retten. Das unvereinbare Nebeneinander wird dadurch ermöglicht, daß Herr E. das Symptom als gleichsam Abgespaltenes erlebt, das sich jedoch der Kontrolle entzieht (Coping-Strategien wie der Versuch, sofort nach Hause zu fahren oder z. B. bei Herannahen einer bestimmten Gestimmtheit Geschlechtsverkehr mit seiner Ehefrau versagen in der Regel). Wie zu erwarten, brachte auch die Sterilisation von Herrn E. keine Änderung. Psychotherapeutische Maßnahmen blieben bisher ohne Erfolg: eine Psychotherapie 19../.. wurde aufgrund eines Therapeutenwechsels nach einem $^{3}/_{4}$ Jahr abgebrochen, im Rahmen des zweiten Therapieversuches 19../.. führte der Rat, außereheliche Kontakte einzugehen, zu starken Schuldgefühlen, ohne die exhibitionistische Symptomatik zu lindern. Hinsichtlich der seit Oktober 19.. laufenden Psychotherapie mit monatlichen Gesprächsterminen spürt nach Angaben von Herrn E. weder sein Therapeut noch er eine Bewegung.

Die Herrn E. jetzt vorgeworfene Angelegenheit entspricht im Hinblick auf Auslösung der inneren Ausgangsverfassung und Präsentation in der Distanz unter der Sphäre der Anonymität der bei früheren exhibitionistischen Handlungen tiefverwurzelnden Angst vor enger Kontaktaufnahme mit dem heterosexuellen Partner. Die Längsschnittbetrachtung des neurotischen Fehlverhaltens bei Herrn E. zeigt die Möglichkeit einer sogenannten Gewohnheitsbildung, in der bei sich einschleifenden Verhaltensmustern eine weniger differenzierte Komplexität der Umstände im Vorfeld der exhibitionistischen Handlungen zu beobachten ist. Die auf der Basis der neurotischen Fehlentwicklung, welche dem psychischen Merkmal der „schweren anderen seelischen Abartigkeit" zuzuordnen ist, aktualisierte innere Ausgangsverfassung ist in der dranghaften Gestimmtheit zum Exhibitionieren geeignet, die Steuerungsfähigkeit von Herrn E. einzuschränken, so daß eine erheblich verminderte Schuldfähigkeit im Sinne des § 21 StGB für den Zeitpunkt der Herrn E. vorgeworfenen Tat anzunehmen ist.

■ **Normative Merkmale**

Bei Vorliegen eines oder mehrerer psychischer Merkmale im Sinne der §§ 20, 21 StGB ist in einem zweiten Schritt zu prüfen, ob die festgestellten psychischen Störungen Auswirkungen auf die Fähigkeit des Täters hatten, das Unrecht der Tat einzusehen (Einsichtsfähigkeit) oder nach dieser Einsicht zu handeln (Steuerungsfähigkeit). Diese Entscheidung ist letztlich normativ vom Gericht zu treffen – schon deshalb erscheint das Adjektiv „normativ" angemessener als das Adjektiv „psychologisch". Vom Sachverständigen wird dabei keine Äußerung zu Willensfreiheit oder individuellem Andershandelnkönnen erwartet. Die Fragestellung, ob und ggf. inwieweit ein Täter zum Tatzeitpunkt normativ ansprechbar war, „ob die Rechtsnorm überhaupt die Möglichkeit hatte, im Motivationsprozeß des Täters wirksam zu werden", ob also dieser ein „tauglicher Normaddressat" war, wird prinzipiell als empirisch aufgefaßt. Die Rechtsprechung fordert bei der Beurteilung die Auseinandersetzung mit der Persönlichkeit eines Beschuldigten, ihrer Entwicklung, mit Vorgeschichte, unmittelbarem Anlaß und Ausführung der Tat, sowie mit dem Verhalten nach der Tat. Hinweise für eine Beeinträchtigung der Schuldfähigkeit in verschiedenen Dimensionen lassen sich aus Tab. 4 entnehmen.

Tabelle 4 Beurteilung der Schuldfähigkeit (modif. nach Rasch)

Dimension	Mögliche Hinweise auf eine Beeinträchtigung
Persönlichkeit/ Krankheit	*Anamnestisch-biographisch:* • psychische Erkrankungen in der Familie • psychotische Episoden in der eigenen Vorgeschichte (depressive, manische, schizophrene Episoden) • Hirnverletzungen/frühere Erkrankungen mit ZNS-Beteiligung • Persönlichkeitsumbrüche, evtl. in zeitlichem Zusammenhang mit einer Erkrankung. • Selbstmordversuche • Sucht, süchtige Episoden • frühere Auffälligkeiten: Einnässen oder andere neurotische Primordialsymptomatik, Fortläufereien, Schuleschwänzen, Diebstähle im sozialen Nahraum • Abbruch von Schule oder Lehre • psychiatrisch/psychologische Vorbehandlung *Querschnittsbild/psychischer Befund:* • hirnorganische Wesensänderung oder Demenz • psychotischer Persönlichkeitsdefekt • produktiv-psychotische Symptomatik (Wahn, Beziehungsideen, Halluzinationen) • verfälschte Realitätswahrnehmung/gestörter Realitätsbezug • reflexive Befangenheit, d.h. Verlust an Distanz gegenüber sich selbst, Einengung des Erlebnisfeldes, Verlust an allgemeiner sozialer Kompetenz • klinisch auffällige Persönlichkeitszüge • intellektuelle Minderbegabung • Testbefunde mit statistisch signifikanten Abweichungen auf psychischen Dimensionen, die mit der Fähigkeit positiv korrelieren, sozialen Erwartungen zu entsprechen
Akute exogene Einflüsse	Alkoholintoxikation Medikamenten- oder Drogenintoxikation, Kombination mit Alkoholintoxikation vorübergehende psychopathologische Auffälligkeiten (z.B. delirante oder amnestische Symptomatik) aufgrund eines Hirntraumas, einer Intoxikation, einer Entziehung oder einer körperlichen Erkrankung andere exogene Einflüsse (Ermüdung, Erschöpfung, Entziehungserscheinungen, Hypoglykämie)
Körperliche Befunde	Auffälligkeiten der Allgemeinanamnese (Appetitlosigkeit, Schlaflosigkeit, Gewichtsabnahme) Auffälligkeiten der Eigenanamnese (akute Infektionen, chronische innere Erkrankungen, neurologische Erkrankungen wie Epilepsie, Hirntumor, Hirnschwund, Arterienverkalkung) Auffälligkeiten des körperlichen Befundes (schlechter körperlicher Allgemeinzustand, Untergewicht, vegetative Begleiterscheinungen, neurologische Abweichungen) Auffälligkeiten bei den apparativen Untersuchungen (EEG, CCT, MRT, Chromosomenbestimmung, Laborparameter, Hormonstatus)
Tatvorgeschichte	konflikthafte Entwicklung mit psychopathologisch auffälliger Veränderung (depressive Verstimmung, möglicherweise mit sog. vitaler Symptomatik: Appetitlosigkeit, Gewichtsabnahme, Schlaflosigkeit; psychosomatische Beschwerden; Suizidalität) Entwicklung einer spezifischen Täter-Opfer-Beziehung aggressive Aufladung Selbstmordversuche soziale Ausgliederung, Arbeitsunfähigkeit, zusätzliche (tatunabhängige) Konflikte Beeinträchtigung oder Verlust der sozialen Identität längerdauernde psychopathologische Entwicklung wie sexuelle Perversion, Medikamentensucht, Spielsucht, Querulanz, Eifersuchtswahn Stereotypisierung des Verhaltens
Tatverhalten	Zusammenhang zwischen diagnostizierter psychischer Störung und Tatverhalten motorische und/oder psychische Erregung Situationsverkennung, akute paranoide Reaktion mangelhafte räumliche/zeitliche Orientierung geringe oder fehlende Einstellung auf die wechselnden Erfordernisse der Situation (z.B. keine Reaktion auf Außenreize wie das Hinzukommen Dritter) Beeinträchtigung der Ich-Funktionen zum Tatzeitpunkt (fehlende Impulskontrolle; Unfähigkeit, Angst und Frustrationen zu ertragen).

Nicht oder nur bedingt brauchbare Kriterien:
• unbewußte Motivation, Motivlosigkeit, Sinnlosigkeit, mangelnde Einfühlbarkeit
• fehlende Bereicherungstendenz
• Persönlichkeitsfremdheit
• Erinnerungslücken, Erinnerungslosigkeit
• Nichtfliehen, Nichtverbergen, Sich-Stellen, Reue, Geständnis

In der forensischen Psychiatrie besteht zur Zeit noch keine Übereinstimmung hinsichtlich der Gewichtung der in Tab. 5 aufgeführten Hinweise bzw. Kriterien. Je nach benutztem Kriterienmuster lassen sich verschiedene *Beurteilungsmodelle* (Konrad 1995a) unterscheiden:

Konventions- bzw. diagnosegeleitetes Beurteilungsmodell. Hier wird im Rahmen der Schuldfähigkeitsdiskussion die diagnostizierte psychische Störung oder eine der diagnostizierten Störungen unmittelbar einem normativen Merkmal zugeordnet. Charakteristisch für dieses Beurteilungsmodell ist die Identifizierung von psychotischen Störungen, speziell schizophrenen Psychosen, mit der Annahme von Schuldunfähigkeit.

Die am klassisch-medizinischen Krankheitsbegriff orientierte Beurteilungsweise. Sie impliziert im Gegensatz zur konventionsgeleiteten Beurteilung ein ätiologisches Fundament, das den bei der Schuldfähigkeitseinschränkung zu berücksichtigenden „Krankheiten" eine körperliche Ursache als diagnostiziert oder als Forschungsdesiderat unterstellt.

Die an der Somatopathologie und der Verstehensgrenze orientierte Beurteilungsweise. Diese verfügt im Hinblick auf die prominente Rolle, die Auffälligkeiten bei den apparativen (Zusatz-)Untersuchungen spielen, über ein Außenkriterium, das auf der Ebene reproduzierbarer Befunde eine problemlose Nachprüfbarkeit und eine hohe Interraterreliabilität verspricht, sowie Simulations- und Aggravationstendenzen auf seiten der Probanden entkommt. Das andere Fundament dieses Typs fußt auf dem Verstehenskriterium; es leistet sowohl in der klinischen Psychiatrie Abgrenzungen psychotischer Störungen als auch in der forensischen Psychiatrie die Selektion qualitativ anders zu beurteilender Zustände. Somit kann die identische Methode bei der Psychosen- und Schuldfähigkeitsdiagnostik angewandt werden.

Tabelle 5 Übersicht über die Beurteilungsmodelle in der forensischen Psychiatrie und ihre Beziehung zu verschiedenen psychiatrischen Richtungen

Beurteilungsmodell	Psychiatrische Richtung
Konventionsgeleitetes Beurteilungsmodell	
Am klassisch-medizinischen Krankheitsbegriff orientierte Beurteilungsweise	klassisch-psychiatrische Richtung
An der Somatopathologie und Verstehensgrenze orientierte Beurteilungsweise	
Tiefenpsychologisch orientiertes Beurteilungsmodell	psychoanalytische Richtung
Mit einem an psychosozialen Auswirkungen orientierten Krankheitsbegriff operierende Beurteilungsform	
Am Ausmaß einer Verminderung der sozialen Handlungskompetenz orientierte auf einen Krankheitsbegriff verzichtende Beurteilungsweise	strukturell-sozialer Krankheitsbegriff
Eklektizistisch-juristische Betrachtungsweise	
Psychopathologisch-eklektizistisch orientiertes Beurteilungsmodell	
	(psychopathologisches Referenzsystem)

Tiefenpsychologisches Beurteilungsmodell. Nicht nur die ganz anders gestaltete Kriteriologie, sondern der grundsätzlich abweichende theoretische Hintergrund unterscheidet das tiefenpsychologische Beurteilungsmodell von den ersten 3 Beurteilungsmodellen. Neu ist die Einführung der Dimension des Unbewußten.

Die mit einem an psychosozialen Auswirkungen orientierten Krankheitsbegriff operierende Beurteilungsform. Sie stellt die soziale Dimension psychischen Gestörtseins in den Mittelpunkt ihres Paradigmas. Die Bewertung einer diagnostizierten psychischen Störung an einem Krankheitsbegriff orientiert sich an bestimmten Auswirkungen der diagnostizierten Störung im psychosozialen Bereich.

Am Ausmaß einer Verminderung der sozialen Handlungskompetenz orientierte auf einen Krankheitsbegriff verzichtende Beurteilungsweise. Im Gegensatz zu der vorgenannten Beurteilungsform kommt diese ohne den Bezug auf eine wie auch immer definierte „Krankheit" aus, während ansonsten vom Ansatz her viele Gemeinsamkeiten bestehen. Auch dieses Beurteilungsmodell berücksichtigt Auswirkungen in den sozialen Beziehungen des Probanden; fokussiert werden neben Einschränkungen der sozialen Handlungskompetenz auch Restriktionen im Erlebnisbereich, wie z. B. eine Interesseneinengung, d. h. die explorierbare Ebene qualitativen Erlebens erhält mehr Gewicht als im vorgenannten Modell.

Juristisch-eklektizistische Betrachtungsweise. Sie arbeitet zumeist mit einem hochkomplexen Beurteilungskriterium zur Schuldfähigkeitseinschätzung, in dem der Tat „Sinnlosigkeit" zuerkannt wird, in ihr eine „Unterbrechung der Sinnkontinuität" oder eine „Unterbrechung des Sinnzusammenhangs" gesehen wird. Das Tatverhalten ist jedoch nicht der einzige Bewertungsmaßstab der forensisch-psychiatrischen Beurteilung. Gewissermaßen „eklektizistisch" treten zu den Tatverhaltenskriterien andere Beurteilungsmaßstäbe wie Auffälligkeiten des körperlichen Befundes, die Annahme eines Wiederholungszwangs oder einer „Zwanghaftigkeit" in Zusammenhang mit dem Tatgeschehen und der reflexiven Befangenheit.

Die Merkmalskonfigurationen weisen Korrespondenzen mit den in der Literatur sich abzeichnenden Richtungen bzw. „Schulen" auf (Tab. 5). Das konventionsgeleitete Beurteilungsmodell, die am klassisch-medizinischen Krankheitsbegriff orientierten Beurteilungsweise und die an der Somatopathologie und Verstehensgrenze orientierte Beurteilungsweise sind als Ausformungen der klassisch-psychiatrischen Richtung zu betrachten. Das tiefenpsychologisch orientierte Beurteilungsmodell entstammt der Psychoanalyse. Die mit einem an psychosozialen Auswirkungen orientierten Krankheitsbegriff operierende Beurteilungsform und die am Ausmaß einer Verminderung der sozialen Handlungskompetenz orientierte auf einen Krankheitsbegriff verzichtende Beurteilungsweise können als Repräsentanzen des strukturell-sozialen Krankheitsbegriffs (Rasch 1986) aufgefaßt werden, der Beziehungen zur „anthropologischen Schule" pflegt. Die Verwurzelung der letzten beiden Modelle in einer spezifischen psychiatrischen Richtung läßt sich nicht zwanglos herleiten. Die eklektizistisch-juristische Betrachtungsweise macht sich die Übernahme juristischer Perspektiven zu eigen.

Unterbringung gemäß § 63 StGB

§ 63 Unterbringung in einem psychiatrischen Krankenhaus.
Hat jemand eine rechtswidrige Tat im Zustand der Schuldunfähigkeit (§ 20 StGB) oder der verminderten Schuldfähigkeit (§ 21 StGB) begangen, so ordnet das Gericht die Unterbringung in einem psychiatrischen Krankenhaus an, wenn die Gesamtwürdigung des Täters und seiner Tat ergibt, daß von ihm infolge seines Zustandes erhebliche rechtswidrige Taten zu erwarten sind und er deshalb für die Allgemeinheit gefährlich ist.

Für die Unterbringungsanordnung muß zumindest die erhebliche Minderung der Schuldfähigkeit feststehen. Voraussetzung der Unterbringungsanordnung ist des weiteren der Nachweis einer länger dauernden krankheitsartigen, die Schuldfähigkeit beeinträchtigenden psychischen Störung. Bei Vorliegen zweier oder mehrerer psychischer Störungen zum Tatzeitpunkt muß die die Schuldfähigkeit entscheidend beeinträchtigende psychische Störung von längerer Dauer sein. Eine Unterbringung, bei der etwa die Kombination einer Persönlichkeitsstörung als „schwerer anderer seelischer Abartigkeit" mit einer Alkoholisierung als vorübergehender „krankhafter seelischer Störung" die Steuerungsfähigkeit vermindert, ist nur dann möglich, wenn die Persönlichkeitsstörung so schwer ist, daß sie die Schuldfähigkeit auch unabhängig von der zur Tatzeit bestehenden Alkoholisierung erheblich vermindert hätte, es sei denn, es liegt eine Alkoholabhängigkeit vor, die auf der Persönlichkeitsstörung beruht. Beispielsweise ist eine Unterbringung gemäß § 63 StGB bei einer (nicht dauerhaft die Steuerungsfähigkeit einschränkenden) Borderline-Persönlichkeitsstörung dann möglich, wenn die Anwendung von zumindest § 21 StGB aufgrund einer Alkoholintoxikation zum Tatzeitpunkt erfolgte, die Alkoholisierung im Rahmen eines Abhängigkeitssyndroms zu sehen ist und dieses wiederum auf die Persönlichkeitsstörung zurückgeht. Es reicht also für eine Unterbringung nicht aus, daß lediglich das Vorliegen einer Persönlichkeitsstörung und einer Alkoholintoxikation mitgeteilt wird; der innere Zusammenhang zwischen beiden ist herauszustellen.

In der Diskussion der Unterbringungsvoraussetzungen wird in einem Gutachten zunächst ausgeführt: „Wegen der gewichtigen psychischen Abweichungen in Verbindung mit alkoholbedingter Enthemmung zur Tatzeit ist hinsichtlich der Delikte aggressiver homosexueller Handlungen psychiatrischerseits erheblich vermindertes Steuerungsvermögen im Sinne des § 21 StGB anzunehmen." Später heißt es: „Ich meine deshalb, daß bei ihm die Unterbringung in einem psychiatrischen Krankenhaus gemäß § 63 StGB wesentlich erfolgreicher sein müßte als die Durchführung einer Entziehungsbehandlung gemäß § 64 StGB. Herr X. hat sich bei meiner Untersuchung in dieser Hinsicht einsichtig gezeigt und eine gute Motivation für die Unterbringung zur Behandlung bekundet..." Es wird eine Diskussion der „Behandlungsmotivation" geführt, die für die Unterbringungsanordnung irrelevant ist; der entscheidende Punkt der Dauer der psychischen Störung wird nicht aufgegriffen.

Eine weitere Einweisungsbedingung betrifft die sogenannte Symptomatizität. Das bedeutet, daß eine motivationale Beziehung zwischen der rechtswidrigen Handlung und der festgestellten psychischen Störung hergestellt werden kann. Symptomatizität liegt z.B. vor, wenn ein psychotisch Gestörter imperativen Phonemen folgt und ein entsprechendes Delikt begeht. Symptomatizität muß auch für die mit bestimmter Wahrscheinlichkeit zu erwartenden Taten vorliegen. Bei Fehlen eines direkten motivischen Zusammenhangs zwischen krankheitsartiger Störung und Tatverhalten kommt es darauf an zu prüfen, ob die Störung eine spezifische Handlungsbereitschaft bedingt. Dabei ist unerheblich, ob die Störung „einzige" oder „mitwirkende Ursache" der Taten ist; Taten jedoch, bei denen ein Mitwirken des krankheitsartigen psychischen Zustands zurücktritt oder zweifelhaft wird, insbesondere Gelegenheits- oder Konflikttaten, erfüllen die Voraussetzung der Symptomatizität für eine Unterbringungsanordnung nicht.

Bei dieser wegen versuchten Mordes angeklagten, an einer Epilepsie leidenden Probandin, die ihr Neugeborenes lebensgefährlich verletzt hatte, wurde seitens des Gutachters zum Tatzeitpunkt ein postiktaler Dämmerzustand angenommen und von einer Aufhebung der Einsichts- und Steuerungsfähigkeit ausgegangen. Zur Prognose heißt es im Gutachten u. a.: „In erster Linie ist hier die unbefriedigende Ehesituation zu nennen, die in ihrer Ausweglosigkeit Aggressionen der Beschuldigten sowohl auf das Kind als auch in weitaus stärkerem Maße auf den Ehemann richtete. Aus diesem Grund wird eine Trennung der Ehepartner unumgänglich sein. Die Beschuldigte hat mehrfach zum Ausdruck gebracht, daß sie auf keinen Fall nach Hause zurückkehren möchte, da sie sich in letzter Zeit in jeder Richtung überfordert fühlte. Wie bereits an anderer Stelle ausgeführt wurde, hat sich die Hirnstromkurve im Verlauf der hiesigen stationären Behandlung weitgehend normalisiert; unter laufender antikonvulsiver Behandlung wären Rezidive ohne weiteres zu vermeiden, solange äußere Faktoren belastender Art vermieden werden könnten. In diesen Überlegungen soll gesagt werden, daß die Beschuldigte auf der einen Seite zunächst einer längerfristigen stationären Behandlung im Rahmen einer geschlossenen psychiatrischen Krankenhauseinrichtung bedarf und zum anderen die familiären Gegebenheiten einer Klärung im obigen Sinne bedürfen. Falls die Beschuldigte in nächster Zeit zu ihrem Mann und dem Kind zurückkehren würde, was sie selbst zur Zeit nicht für wünschenswert hält, würden die Weichen für ein noch schlimmeres Geschehen gestellt. Aufgrund dieser Darlegungen dürfte eine Unterbringung in einem psychiatrischen Krankenhaus gemäß § 63 StGB nicht zu umgehen sein." Die erforderliche Diskussion der (für die Anwendung von § 63 StGB notwendigen) symptomatischen Beziehung zwischen einem potentiellen erneuten Dämmerzustand und strafbaren Handlungen wird nicht geführt.

Tabelle 6 Voraussetzungen der Unterbringung gemäß § 63 StGB

Kriterium	Unterbringungsvoraussetzung	Gutachterliche Fragestellung
Begehung einer rechtswidrigen Handlung	objektiver Tatbestand eines Strafgesetzes erfüllt	—
Schuldfähigkeit (§§ 20, 21 StGB)	zumindest erhebliche Minderung muß feststehen	Einsichtsfähigkeit, Steuerungsfähigkeit
Dauer der psychischen Störung	längerdauernd	Dauer der psychischen Störung
Beziehung der Auslösetat(en) zur psychischen Störung	Auslösetat muß symptomatisch sein für die vorliegende psychische Störung	Beziehung der Auslösetat(en) zur psychischen Störung
Wahrscheinlichkeit künftiger Taten	mit bestimmter Wahrscheinlichkeit zu erwarten	Wahrscheinlichkeitsgrad künftiger Taten
Beziehung der erwarteten Taten zur psychischen Störung	Symptomatizität wie bei der Auslösetat	Beziehung künftiger Taten zur psychischen Störung
Schweregrad künftiger Taten	erheblich	Art künftiger Taten
Gefahr für die Allgemeinheit	besteht	—
Verhältnismäßigkeit (§ 62 StGB) der Maßregelanordnung	gegeben	—

Die Beurteilung des Schweregrades künftiger Taten fällt allein in die Kompetenz des Gerichtes. Vom Gutachter ist allerdings eine Stellungnahme dergestalt zu leisten, ob und mit welcher Wahrscheinlichkeit künftig gleiche, ähnliche und/oder andere Straftaten zu erwarten sind.

Während die Würdigung der Auslösetat hinsichtlich Vorsatz, subjektivem und objektivem Tatbestand, Tatbestandsirrtum etc., die Prüfung des Verhältnismäßigkeitsgrundsatzes, die Einschätzung der Erheblichkeit künftiger strafbarer Handlungen und die Gesamtwürdigung des Täters in seiner Gefährlichkeit für die Allgemeinheit allein der juristischen Beurteilungskompetenz zuzuordnen ist, hat sich der psychiatrisch-psychologische Sachverständige insbesondere mit den Problemkreisen der Schuldfähigkeit, der Symptomatizität der (begangenen und zu erwartenden) Straftaten, der Dauer der psychischen Störung sowie in prognostischer Hinsicht mit dem Wahrscheinlichkeitsgrad und der Art künftiger Taten auseinanderzusetzen (Tab. 6).

Gutachtenbeispiel 6

Der zum Zeitpunkt der Untersuchung 24jährige Herr F. wurde zur Frage seiner strafrechtlichen Verantwortlichkeit und der psychiatrischen Voraussetzungen gemäß § 63 StGB untersucht. Er wird u. a. beschuldigt, am ... 12. 19.. im ... eine sexuelle Nötigung begangen zu haben.

Die ersten Lebensjahre des vorehelich geborenen Herrn F. waren in ein durch massive eheliche Konflikte geprägtes emotionales Klima eingebettet. Im Rahmen dieser Konflikte wurde dem Vater von Herrn F. Alkoholabusus, der Mutter eine Vernachlässigung der Kinder vorgeworfen. Noch vor der Scheidung der Eltern, die ca. im 3. Lebensjahr des Probanden stattfand, begann ein wiederholter Wechsel der frühkindlichen Erziehungssituation, der mit einem jeweiligen Austausch wichtiger Bezugspersonen und räumlichen Veränderungen verbunden war: Herr F. wurde zunächst in der Trennungssituation seiner Eltern zur Großmutter väterlicherseits gebracht, dann mangels Einverständnis seiner Mutter in ein Kinderheim nach ..., dann im Scheidungstermin der Mutter zugesprochen, die – möglicherweise im Zusammenhang mit einer Überforderung – Herrn F. wieder zu seinem Vater brachte, der inzwischen bei der Großmutter väterlicherseits eingezogen war. Belastungen durch das gestörte emotionale Klima und die geschilderten familienstrukturellen Auffälligkeiten können die Ausbildung einer stabilen, haltgebenden, empathiegetragenen Beziehung zu den nahen Bezugspersonen beeinträchtigt haben.

Die Beziehung zu seinem Vater ist vor allem durch Gefühle geprägt, zu wenig Zuwendung erhalten zu haben, während Herr F. in seinen Schilderungen der Mutter, die ab dem 3. Lebensjahr von ihm getrennt lebt, eine spürbare Distanz beschreibt, die den Aufbau eines engen Vertrauensverhältnisses verhindert. Seine Bedürfnisse nach Nähe und Verwöhnung scheint Herr F. insbesondere in der Beziehung zur Großmutter väterlicherseits realisiert zu haben. Im Zusammenhang mit dem geschilderten Alkoholismus des Vaters, der später Herrn F. gegenüber als Begründung für eine Fortführung des zunächst zeitlich befristeten Heimaufenthalts angeführt wird, dürfte die für die Herausbildung eines stabilen männlichen Selbstwertgefühls bedeutsame Identifikation mit einer väterlichen Leitfigur, die allenfalls auf der Leistungslinie in Anerkennung regelmäßiger Arbeitstätigkeit positiv erlebt wird, deutlich erschwert haben.

Bei den weiteren Determinanten der Persönlichkeitsfehlentwicklung ist zu berücksichtigen, daß Herr F. nach der Trennung von der Mutter in eine enge, abhängigkeitsfördernde Beziehung zum Vater geriet. Dabei gelangte Herr F. durch Teilen des Ehebettes mit dem Vater einerseits in die Rolle eines Partnerersatzes, die auch erotisch aufgeladene anmutende Situationen beinhaltet, andererseits durch ständige Nähe des Vaters nächtliche Ängste auffangen kann. Die frühe Verunsicherung der männlichen Identität, die in ein niedriges Selbstwertgefühl eingebettet ist, entspricht in den persönlichkeitspsychologischen Erhebungen einer Selbstschilderung als emotional labil, selbstunsicher und in Anforderungssituationen schnell irritierbar. Die den anamnestischen Angaben zu entnehmende Instabilität in der Herkunftsfamilie dürfte mit einer erhöhten Vulnerabilität in der

Ausbildung stabiler und länger anhaltender sozialer Beziehungen einhergegangen sein, sowie eine in den persönlichkeitspsychologischen Erhebungen auffällige skeptisch-mißtrauische Grundhaltung im sozialen Kontakt gefördert haben. Damit korrespondiert die von Herrn F. geschilderte Einzelgängersituation in der Schule, die im Rahmen der beeinträchtigten Selbstwertproblematik zu Versuchen führt, sich Anerkennung zu „erkaufen" oder durch die Rollenübernahme des „Klassenkaspers" Aufmerksamkeit zu erregen.

Aggressive Verhaltensauffälligkeiten in der Schule, Nachlassen der Schulleistungen und Schuleschwänzen führen nach Klassenwiederholung auf Initiative der Schule unter Einschaltung des Jugendamtes zur Unterbringung in einem Heim für schwererziehbare Kinder. Die mit Besserung der Schulleistungen aufgebaute Hoffnung von Herrn F., wieder in den väterlichen Haushalt zurückzukommen, wurde im Zusammenhang mit der Fortsetzung des Alkoholkonsums des Vaters enttäuscht, worauf erneute Verhaltensauffälligkeiten und nachlassende schulische Leistungen nach erfolgtem Heimwechsel zur Unterbringung in einem anderen Heim für schwererziehbare Kinder führten. Dabei ist nicht davon auszugehen, daß Schwankungen in den schulischen Leistungen bei Herrn F. durch intellektuelle Defizite bedingt waren. Nach den Ergebnissen der leistungspsychologischen Erhebungen im revidierten HAWIE verfügt Herr F. über ein durchschnittliches bis leicht überdurchschnittliches intellektuelles Leistungsniveau, das in den verschiedenen Bereichen weitgehend homogen ausgeprägt ist. Daß Herr F. im Untertest „Zahlennachsprechen" einen Tiefpunkt nachweist, kann als Indikator für eine verstärkte emotionale Irritierbarkeit interpretiert werden.

Im Rahmen der 19.. begonnenen Montageschlosserlehre kommt Herr F. in ein Lehrlingswohnheim in der Nähe der väterlichen Wohnung, wobei verschiedene Konflikte mit dem Vater den Abbruch der Lehre begleiten; danach hat Herr F. nach seinen Angaben nur noch Gelegenheitsarbeiten durchgeführt, vor der aktuellen Inhaftierung nicht mehr gearbeitet und Sozialhilfe bezogen. Im Zusammenhang mit der weiter unten zu besprechenden sexuellen Problematik kam es wiederholt zu Inhaftierungen in den Jahren 19.., 19.. und 19../.. .

Nach 19.. hat Herr F. vorübergehend eine Tätigkeit im Geschäft seines damaligen Partners aufgenommen, bis sich Auseinandersetzungen im Zusammenhang mit finanziellen Problemen ergaben. Im Verlauf der Beziehung zu seinem ehemaligen Freund G. hat er an dessen Verkaufsstand gearbeitet. Nach Entlassung aus der Untersuchungshaft im Rahmen des zuletzt anhängigen Verfahrens hat Herr F. bis Ende 19.. keine Tätigkeit mehr aufgenommen. Als Problemkreise in der Zeit vor den jetzt zur Anklage gelangten Vorfällen nannte Herr F. insbesondere Auseinandersetzungen mit dem Sozialamt aufgrund finanzieller Forderungen bzgl. diverser Einrichtungsgegenstände in seiner Wohnung, Einsamkeit nach Trennung von seinem letzten Freund sowie eine zunehmende Besetzung mit sexuellen Vorstellungen und Wünschen.

Familienanamnestisch schilderte Herr F., daß sein 4 Jahre jüngerer Halbbruder nach einer Begutachtung im Zusammenhang mit einer strafrechtlich relevanten Handlung aus Angst vor der anstehenden Behandlung in einer Klinik weglief und auf Herrn F. nicht bekannte Weise ums Leben kam. Ansonsten konnten bis auf den von Herrn F. angegebenen Alkoholismus des Vaters, der als Risikoparameter für die Entwicklung einer Abhängigkeit anzusehen ist, keine Hinweise für psychiatrisch relevante Erkrankungen gewonnen werden. Herr F. selbst gab an, phasenweise verstärkt Alkohol im Sinne des „Problemtrinkens" zu konsumieren, ohne daß bislang körperliche Entzugszeichen aufgetreten sind. Korrespondierend mit seinen Angaben konnten bei der körperlichen Untersuchung keine Anhaltspunkte, etwa in Form einer Lebervergrößerung oder einer Polyneuropathie gefunden werden, die einen anhaltenden Alkoholmißbrauch indizieren würden. Auch im Verlauf der stationären Beobachtung im ... -Krankenhaus im November 19.. konnten weder auffällige Entzugssymptome beobachtet noch pathologische körperliche Befunde erhoben werden.

Eigenanamnestisch schilderte Herr F. Schädeltraumen (Kopfverletzung mit einem Lenkrad, Kopfverletzung im November 19.., als er seinen Kopf in alkoholisiertem Zustand auf die Straße schlug), ohne daß aufgrund der vorliegenden Befunde (in der Epikrise des ... -Krankenhauses wurde letzteres Ereignis als Schädelprellung eingeordnet) Hinweise für Folgeerscheinungen eines Hirntraumas bestehen. Insbesondere ergaben sich weder in den entscheidenden psychopathologischen Kategorien noch bei der testpsychologischen intellektuellen Leistungsprüfung im Hinblick auf das Teilleistungsprofil des HAWIE Anhaltspunkte für eine hirnorganisch begründbare kognitive Teilleistungsstörung.

Im Hinblick auf die allgemeinanamnestischen Angaben mit Einschlafstörungen sowie Magenbeschwerden verweisen die persönlichkeitspsychologischen Erhebungen auf eine deutliche Tendenz zu Stimmungsschwankungen mit depressiven Erscheinungen und einer erhöhten psychosomatischen Reaktionstendenz. Anhaltspunkte für das Vorliegen einer endogenen Psychose sind bei Herrn F. nicht gegeben. In den psychodiagnostischen Testuntersuchungen weist Herr F. im Persönlichkeitsbereich ausgeprägte Auffälligkeiten auf: Die im Zusammenhang mit Instabilitäten im Selbstwertgefühl bereits geschilderte emotionale Labilität, Selbstunsicherheit und schnelle Irritierbarkeit in Anforderungssituationen geht mit ausgeprägt geringem Selbstvertrauen und Selbstbewußtsein einher und entspricht einer niedrigen Ich-Stärke. Die eigenanamnestisch geschilderte innere Unruhe und Nervosität korrespondiert mit einem hohen Erregungs- und Belastungsniveau. Dem im FPI auffälligen Neurotizismusscore entspricht im 16-PF ein sehr geringes Belastbarkeitserleben. Die in den standardisierten Selbstbeschreibungsverfahren gewonnenen Auffälligkeiten bzgl. einer geringen Ich-Stärke konnten im PFT, einem semiprojektiven Verfahren, bestätigt werden: Danach zeigte die Entwicklung der Reaktionstypen in den durch die Testverfahren simulierten Belastungssituationen bei Herrn F. eine emotionale Blockierung nach Zusammenbruch der anfangs bestehenden Bedrohungsabwehr, die wiederum eine hohe Verletzbarkeit und Verwundbarkeit indiziert, wobei es Herrn F. in Konflikt- bzw. Streßsituationen vor diesem Hintergrund gelingt, konstruktive Lösungsansätze herbeizuführen.

Im Hinblick auf seine sexuelle Entwicklung hat Herr F. angegeben, nach gegenseitigem Onanieren mit 13/14 Jahren im Alter von 15/16 Jahren eine ca. 1 Jahr dauernde „Liebesbeziehung" mit Oral- und Analverkehr zu einem gleichaltrigen Jungen eingegangen zu sein. Das eigentliche Bewußtwerden der eigenen homosexuellen Orientierung war begleitet von konflikthaften Auseinandersetzungen mit dem Vater und Diskriminierungen im Rahmen der Lehrausbildung; in diesem Zusammenhang schilderte Herr F., daß er z. T. durch besondere Bekleidung und Verhaltensweise provokant „tuntig" aufgetreten ist. Dabei dürfte die teilweise als übertrieben geschilderte äußere Manifestation als Coping-Strategie gegen die innere Verunsicherung der sexuellen Orientierung eingesetzt worden sein.

Die Entwicklung der exhibitionistischen Symptomatik, die nach Angaben von Herrn F. noch vor der ersten Verurteilung aufgrund homosexueller Handlungen mit einem 17jährigen Jungen erstmals auftrat, kann nach dem lerntheoretischen Ätiologiemodell als klassische Konditionierung aufgefaßt werden, bei der ein neutraler Umweltreiz (etwa die spezielle Reaktion von Kindern) sexuelle Valenz in Form einer Kopplung erhält, wobei für die Aufrechterhaltung dieser Kopplung Masturbation und Phantasie von Bedeutung sind, weil sie einerseits das sexuelle Verlangen befriedigen und andererseits vor homo- bzw. heterosexuellen Versagensängsten schützen können. Unter Berücksichtigung psychoanalytischer Theorien ist nicht davon auszugehen, daß diese Kopplung bei Herrn F. zufällig erfolgt ist, sondern auf der Basis einer ausgeprägten Selbstwertstörung einerseits ein Erleben und Demonstrieren von Potenz, Wichtigkeit, Männlichkeit und Vergewisserung genitaler Vollwertigkeit repräsentiert, andererseits aus geschützter Distanz eine Art der Kontaktaufnahme gewährleistet. Bei Herrn F. ließen sich keine Anhaltspunkte finden, daß das exhibitionistische Symptom einem habituellen Konfliktlösungsmuster entspricht, das in bestimmten Belastungs- oder Krisensituationen als Phantasie oder Impuls durchbricht, ohne ansonsten sexuelle Erscheinungen oder Wünsche zu bestimmen. Im Verlauf der letzten Jahre sind bei Herrn F. Tendenzen deutlich geworden, die nach Antizipation in der Phantasie teilweise in die Realität umgesetzt wurden und bei denen Gewaltausübung und Aggressivität im Verlauf von sexuellen Kontakten eine Rolle spielen, wie weiter unten auszuführen sein wird.

Die bei Herrn F. vorliegenden sexualdevianten Neigungen sind symptomatisch für die zugrunde liegende psychische Störung mit beeinträchtigtem Selbstwertgefühl, Verunsicherung der sexuellen Identität sowie Kontakt- und Beziehungsstörungen, die dem psychischen Merkmal der „schweren anderen seelischen Abartigkeit" entspricht. Der speziellen Symptomatik kommt bei Herrn F. angesichts der Selbstwertstörung eine narzißtisch stabilisierende Funktion zu, die die Hartnäckigkeit und die Möglichkeit einer suchtartigen Fixierung erklärt. Die Längsschnittbetrachtung zeigt, daß bei Herrn F. Symptome einer sexualpathologischen Entwicklung in den vergangenen Jahren zu registrieren sind. Herauszustellen ist im Hinblick auf eine Hinwendung zu Anonymität und dem Ausschluß partnerschaftlicher Elemente, daß Herr F. zunächst sein exhibitionistisches Verhalten vor ganz bestimmten Jugendlichen als eine Art Kontaktangebot praktizierte, während es im Verlauf der Zeit „egal" wurde, welche Jungen vorbeigingen, bis es „überhaupt egal war, wer vorbeigeht". Im Verlauf der Zeit kommt es zum Abbau von Vorsichtsmaßnahmen: Herr F. unterläßt es, sich teilweise hinter dem Vorgang zu verstecken, nimmt auch schließlich das „Gequatsche der Nachbarn" in Kauf. Einem zunehmend ausbleibenden Befriedigungserleben („das prickelnde Gefühl hat gefehlt") entspricht eine Frequenzsteigerung der exhibitionistischen Betätigung, zu der es „praktisch täglich", zum Teil mehrfach kommt. Nachdem Herr F. zunächst ausschließlich in der Wohnung seines Vaters vor dem Fenster exhibierte, nutzt er schließlich das Gelände des Parkes ... , später kommt es zu exhibitionistischen Handlungen u. a. in ... Als weiteres Symptom schilderte Herr F. eine dranghaft erlebte innere Unruhe, die „wellenförmig" auftrat und der er durch Coping-Strategien (z. B. Anschaffen eines Hundes, dessen Beaufsichtigungserfordernis die Umsetzung sexueller Phantasien verhindern sollte) begegnen wollte. Auch in Zeiten einer festen Partnerbeziehung (etwa zu G.) gab es Intervalle dranghafter exhibitionistischer Betätigung.

Herr F. schilderte, daß es bereits vor der Beziehung mit G. sexuelle Phantasien bei ihm gab, in denen aggressive Impulse eine Rolle spielten. Nach den Schilderungen von Herrn F. fanden im Verlauf der Partnerschaft mit G. zunehmend sexuelle Praktiken Anwendung, in denen ein bestimmtes Ritual praktiziert wurde: G. soll „Spaß" daran gehabt haben, wenn Herr F. ihn mit Gewalt zu sexuellen Handlungen gezwungen hat, ihn vergewaltigt hat, fand Gefallen an Fesselspielen. Nach Angaben von Herrn F. ist die Initiative zur Inszenierung dieser Rituale von G. ausgegangen; insofern ist es Herrn F. gelungen, in diese Partnerschaft eigene, zuvor phantasierte aggressive Impulse im sozial akzeptierten Rahmen einzubauen.

Im Dezember 19.. wurde Herr F. erstmals aufgrund aggressiver Handlungen gegenüber einem 14jährigen Jungen auffällig, wobei Herr F. dieses Vorkommnis einerseits in den Rahmen der Trennungssituation mit G. stellt, in der Herr F. depressiv verstimmt war, körperliche Beschwerden hatte und vermehrt Alkohol trank, andererseits eine bereits seit längerer Zeit durch Gewalthandlungen angereicherte sexuelle Phantasie realisierte.

Legt man die psychoanalytische Theorie zugrunde, so weist die besondere Aggressionsproblematik auf eine mangelnde Neutralisierung und Integration aggressiver bzw. destruktiver Anteile, die aus einem Fehlen empathischen Eingehens in frühen Entwicklungsphasen, z. B. in der Mutter-Kind-Symbiose, auf die spezifischen kindlichen Bedürfnisse resultiert; diese frühen Traumatisierungen können für ein erfolgreiches Durchlaufen späterer Entwicklungsphasen zu einer schweren Hypothek werden, wobei Kontaminationen vor allem sexueller und destruktiver Impulse, die von frühen Ängsten begleitet werden, entstehen können.

Im Rahmen der sexualpathologischen Entwicklung ist es bei Herrn F. zu einem Ausbau der Phantasie gekommen, in die sich zu Vergewaltigungsphantasien mit der Zeit zunehmend Tötungsphantasien gesellten. Nach Trennung von G. ist es Herrn F. nicht mehr gelungen, in die spätere Beziehung zu H. seine speziellen Bedürfnisse und Praktiken zu integrieren; vielmehr hat Herr F. geschildert, daß er sich bei realen sexuellen Kontakten mit H. häufig in der Phantasie vorstellte, „bei jemandem mit Gewalt Sex zu machen", bis hin zur Vorstellung „einen Teeny wegzufassen, zu mißbrauchen, der Einfachheit halber einfach umzubringen". Die von Herrn F. geschilderten Tötungsphantasien versucht er in sich abzuwehren, erlebt sie als überraschend, zumal er ein anderes Selbstkonzept hat und gemäß den persönlichkeitspsychologischen Erhebungen im sozialen Kontakt eher dazu tendiert, sich an vermeintlichen Erwartungen von anderen zu orientieren und ein hohes Bedürfnis an sozialer Rückmeldung beschreibt.

Die in sexuelle Phantasien eingebauten aggressiven Impulse veränderten im Verlauf der Zeit ihre Qualität: nachdem Herr F. anfangs in Reminiszenz an spezielle Praktiken mit seinem früheren Freund G. bei Masturbationen aggressive Praktiken mit einem Lustgewinn beim Partner verbindet, zählt im Laufe der Zeit nur noch das Erreichen der eigenen sexuellen Befriedigung. Herr F. ist zunehmend auf ein bestimmtes Reizempfinden außerhalb partnerschaftlicher Emotionalität festgelegt, das abnehmende Befriedigungserleben („Ich probiere, probiere, komme da nicht hin, wo ich hin will") geht mit einer ausgeprägten Promiskuität einher, wobei es vor der aktuellen Inhaftierung ca. 3mal täglich zu sexuellen Handlungen kam, ohne daß Herr F. eine „seelische Befriedigung" verspürte. Die zunehmende Besetzung mit der sexuellen Problematik drückt sich auch im Tagesablauf aus, der eine fortschreitende Beschäftigung mit der Symptomatik aufweist: vor den jetzt zur Debatte stehenden Vorwürfen hat Herr F. nach Erledigungen notwendiger Angelegenheiten auf dem Sozialamt zumeist den ganzen Nachmittag und Abend in der Beschäftigung mit der zum zentralen Lebensinhalt gewordenen Sexualität verbracht. Dabei schilderte Herr F. eine rezidivierende dranghafte Gestimmtheit, die auch während der aktuellen Haftsituation auftritt, wobei in seiner Phantasietätigkeit zur Zeit auch Träume bzgl. der Zerstückelung von Menschen und „Freude" beim Anblick der Zerstückelung von Menschen durch Tiere vorkommen.

Im Hinblick auf den zur Anklage gelangten Fall am ... 12. 19.. hat Herr F. bestritten, bei Herrn I. Analverkehr durchgeführt zu haben. Nach der Darstellung des Geschehensablaufes von Herrn F. hat er Herrn I. nach einverständlicher Fesselung mittels einer Wäscheleine mit einem Handtuch gewürgt, ihm später von „Mordphantasien" erzählt. Im Hinblick auf die von Herrn F. angegebenen Handlungen ist aus forensisch-psychiatrischer Sicht ein symptomatischer Zusammenhang mit der vorliegenden psychischen Störung gegeben. Dabei ist die auf der Basis der psychischen Störung aktualisierte innere Ausgangsverfassung in der dranghaften Gestimmtheit, die im Rahmen der Progredienz der sexualpathologischen Entwicklung die Periodizität der speziellen sexuellen Betätigung charakterisiert, geeignet, die Steuerungsfähigkeit von Herrn F. einzuschränken, so daß eine erheblich verminderte Schuldfähigkeit im Sinne des § 21 StGB für den Zeitpunkt der von Herrn F. geschilderten Handlung anzunehmen ist.

Bei Herrn F. besteht im Zusammenhang mit der devianten Symptomatik ein Leidensdruck in Verbindung mit der Überzeugung, nach einer erneuten Entlassung aus dem Strafvollzug ohne Behandlung ähnliche oder weitergehende Handlungen zu begehen, soweit sie sich auf seine sexuelle Problematik beziehen. Eine erneute ambulante Therapie hält er für sich nicht für geeignet; vielmehr setzt er auf eine stationäre Therapie in einem psychiatrischen Krankenhaus, das auf seine spezielle Problematik eingehen kann.

Für die Prognose sind folgende Überlegungen zu berücksichtigen: die Handlungsbereitschaft von Herrn F., die den Ereignissen am ... 12. 19.. zugrunde lag, soweit sie von Herrn F. abweichend von der Anklageschrift dargestellt wurden, steht im engen Zusammenhang mit der zugrunde liegenden psychischen Störung mit beeinträchtigtem Selbstwertgefühl, Verunsicherung der männlichen Identität sowie Kontakt- und Beziehungsstörungen. Die sexuelle deviante Symptomatik begleitet Herrn F. seit ca. 7 Jahren und hat angesichts fehlender längerfristiger psychotherapeutischer Interventionen einen progredienten Verlauf genommen, der unter den gegebenen Umständen die Wiederholung ähnlicher Taten wahrscheinlich macht. Damit korrespondieren auch die Angaben von Herrn F., die wiederkehrenden Aktualisierungen dranghafter Gestimmtheit einhergehend mit einem Aufbau sexueller Phantasien nahelegen, in die Gewalt und Tötungshandlungen eingehen. Insoweit sind aus forensisch-psychiatrischer Sicht die Voraussetzungen für eine Unterbringung in einem psychiatrischen Krankenhaus im Sinne des § 63 StGB gegeben.

Unterbringung gemäß § 64 StGB

§ 64 Unterbringung in einer Entziehungsanstalt.
(1) Hat jemand den Hang, alkoholische Getränke oder andere berauschende Mittel im Übermaß zu sich zu nehmen, und wird er wegen einer rechtswidrigen Tat, die er im Rausch begangen hat oder die auf seinen Hang zurückgeht, verurteilt oder nur deshalb nicht verurteilt, weil seine Schuldunfähigkeit erwiesen oder nicht auszuschließen ist, so ordnet das Gericht die Unterbringung in einer Entziehungsanstalt an, wenn die Gefahr besteht, daß er infolge seines Hanges erhebliche rechtswidrige Taten begehen wird.
(2) Die Anordnung unterbleibt, wenn eine Entziehungskur von vornherein aussichtslos erscheint.

Tabelle 7 Voraussetzungen der Unterbringung gemäß § 64 StGB

Kriterium	Unterbringungsvoraussetzung	Gutachterliche Fragestellung
Begehung einer rechtswidrigen Handlung	objektiver Tatbestand eines Strafgesetzes erfüllt	–
„Hang" zum „Übermaß"	festgestellt	Abhängigkeitssyndrom
Beziehung der Auslösetat(en) zum „Hang"	Auslösetat muß symptomatisch sein für den vorliegenden „Hang"	Beziehung der Auslösetat(en) zum „Hang"
Wahrscheinlichkeit künftiger Taten	Gefahr erneuter Taten besteht	Wahrscheinlichkeit künftiger Taten
Beziehung künftiger Taten zum „Hang"	Symptomatizität wie bei der Auslösetat	Beziehung künftiger Taten zum „Hang"
Schweregrad künftiger Taten	erheblich	Art künftiger Taten
Erfolgsaussicht der Behandlung	hinreichend konkrete Behandlungsaussicht	Behandlungsprognose
Verhältnismäßigkeit (§ 62 StGB) der Maßregelanordnung	gegeben	–

Anders als bei den Unterbringungsvoraussetzungen gemäß § 63 StGB ist bei der Anwendung von § 64 StGB das Kriterium der Schuldfähigkeit irrelevant; im übrigen ist die Gefahr für die Allgemeinheit in § 64 StGB nicht ausdrücklich aufgeführt (Tab. 7).
Mit dem Terminus „Hang" sind nicht nur Personen erfaßt, die den WHO-Kriterien der Sucht genügen, sondern auch diejenigen, bei denen sich noch keine Toleranzentwicklung und psychische und/oder körperliche Entzugszeichen im Rahmen einer süchtigen Entwicklung nachweisen lassen. Die geläufige Gleichsetzung des Begriffs „Hang" mit Alkoholabhängigkeit bzw. Alkoholkrankheit engt den gemeinten Personenkreis zu sehr ein. Aus juristischer Perspektive genügt eine eingewurzelte, aufgrund psychischer Disposition bestehende oder durch „Übung" erworbene intensive Neigung, immer wieder Alkohol oder andere psychotrope Substanzen im Übermaß zu sich zu nehmen. Um so schwieriger gestaltet sich die Abgrenzung von Mißbrauchsformen, die nicht unter den Begriff des „Hangs" fallen sollen, etwa das Konflikt- oder Erleichterungstrinken. Aus psychiatrischer Sicht sollte der Begriff „Hang" – nicht zuletzt anknüpfend an erfolgreiche Behandlungskonzeptualisierungen – als Sucht- bzw. Abhängigkeitssyndrom (gemäß ICD-10) definiert werden.
Analog den Gegebenheiten bei § 63 StGB müssen die begangenen und drohenden rechtswidrigen Taten in einem ursächlichen Zusammenhang mit dem Hang stehen, etwa wenn die Tat der Beschaffung von Suchtmitteln dient. Nicht als symptomatisch gelten Taten, die auch ein nicht im Übermaß gewohnheitsmäßig psychotrope Substanzen Konsumierender in der gleichen Situation, etwa angesichts eines Lebenskonflikts oder bei Provokation durch einen Verletzten, verübt haben würde oder könnte.
Die prognostische Beurteilung stellt darauf ab, daß die Begehung weiterer Taten mehr als nur möglich ist; die Fragestellung an den Gutachter ist die gleiche wie bei § 63 StGB. Mit § 64 Abs. 2 StGB wird die Maßregel, deren primärer Zweck der Schutz vor dem gefährlichen Täter ist, anders als bei § 63 StGB nur dann anwendbar, wenn sich dieser Zweck durch Besserung erreichen läßt, die Entziehungskur nicht von vornherein aussichtslos erscheint. Was mit Aussichtslosigkeit gemeint sein soll, ist letztlich umstritten, zumal im Einzelfall auch bei fortgeschrittener Abhängigkeit immer noch eine Chance bestehen kann, eine Motivation zur Therapie zu erzeugen. Aussichtslosigkeit liegt beispielsweise vor, wenn

der Betroffene mehrere erfolglose Behandlungen hinter sich hat und auch eine weitere Therapie keine bessere Aussicht verspricht. Andererseits kann gerade, wenn ein Betroffener sich wiederholt zu Entgiftungszwecken im Krankenhaus befunden hat, die Erörterung der Unterbringung nach § 64 StGB geboten sein, wenn bisher keine Entwöhnungsbehandlung stattgefunden hat. Die Kontraindikation einer Unterbringungsanordnung bei bereits mehreren vorangegangenen Entwöhnungen erscheint plausibel und dürfte besonders beim Vorliegen eines fortgeschrittenen hirnorganischen Abbaus zutreffen. Andere Kriterien, die sich auf diagnostische Besonderheiten, z. B. die „sekundäre Abhängigkeit", biographische oder soziodemographische Daten beziehen, sind einer differenzierteren Einschätzung der Behandlungsaussicht und Auswahl von Behandlungsstrategien dienlich, ohne daß an ihnen Aussichtslosigkeit zweifelsfrei festgemacht werden kann. Nach einem Bundesverfassungsgerichtsbeschluß aus dem Jahre 1994 müssen für die Anwendung von § 64 StGB hinreichend konkrete Aussichten vorliegen, den Süchtigen zu heilen oder doch eine gewisse Zeitspanne vor dem Rückfall in die akute Sucht zu bewahren.

Gutachtenbeispiel 7

Zum Aktenzeichen:
Betr.: **Begutachtung von Herrn ... G.**
geb. am ... in ... ,

Auf Ihr Ersuchen vom ... 19.. erstatte ich über oben genannten Herrn G. nachfolgendes

psychiatrisches Gutachten.

Das Gutachten soll sich auf die Fragen erstrecken, ob Herr G. zum Zeitpunkt der ihm vorgeworfenen Taten im Zustand einer krankhaften seelischen Störung oder Abartigkeit unfähig oder nur vermindert fähig war, das Unrecht einzusehen oder nach dieser Einsicht zu handeln (§§ 20, 21 StGB); das Gutachten soll sich außerdem mit der Frage befassen, ob eine Unterbringung nach § 63 oder § 64 StGB erfolgen solle und sich ggf. zur Vollstreckungsreihenfolge äußern.
Das Gutachten stützt sich auf die übersandten Ermittlungsakten sowie auf unsere Untersuchungen am 23. 2. 19.., 27. 2. 19.. und 6. 3. 19.. in der Justizvollzugsanstalt ...

Aktenlage
In der Anklageschrift vom 9. 12. 19.. wird Herr G. beschuldigt, in 12 rechtlich selbständigen Fällen sexuelle Handlungen in einem besonders schweren Fall von dem 9- bzw. 10jährigen R. B., dem Sohn seiner Lebensgefährtin, zwischen Frühling und dem 24. 10. 19.. an sich vornehmen gelassen zu haben.

Angaben des Untersuchten

Familienanamnese:
Weiß weder etwas über Vater noch dessen Eltern.
Mutters Mutter: altersbedingt verstorben, wurde etwa 96 Jahre alt.
Mutters Vater: im Krieg geblieben.
Mutter (wird 62 Jahre): war Krankenschwester, dann im Betriebsschutz, ist jetzt Rentnerin; hat eine offene Thrombose am Bein, ist sonst gesund.
Schwester der Mutter: Hausfrau, gesund.
Eigene Schwester (– 1): arbeitslos, zu ihr besteht kein Kontakt mehr, muß irgendwie kränkeln, ohne daß näheres bekannt ist.
Eigener Sohn M. (7): gesund, besucht die 1. Klasse.
In der Familie sind weder Nerven- noch Geisteskrankheiten bekannt, keine nervenklinischen oder ambulanten Behandlungen, keine Suizidversuche bei Familienangehörigen.

Eigene Anamnese:
Schwangerschaft und
Geburt: soweit bekannt, normal verlaufen.
Kinderkrankheiten: Masern, Windpocken, „das Übliche", besondere Spätfolgen verneint. Hatte mal als Kind eine Nierenkolik gehabt, seither weißliche Stellen an der Seite.
Hatte mal in den 70er/80er Jahren einen Insektenstich, ist deswegen an der linken Hand operiert worden. Hatte in der Haft in … eine Fußverletzung am linken Fuß, ist sonst immer gesund gewesen, keine weiteren Unfälle oder Operationen.

Allgemeine Anamnese:
Appetit: vor der Haft normal, zur Zeit miserabel.
Gewichtsverhalten: im Durchschnitt 74 kg, hat seit der Haft etwa 2 kg zugenommen.
Stuhlgang: unregelmäßig, jedoch keine anhaltende Obstipation, kein Laxanziengebrauch.
Durst: normal.
Miktion: ohne Beschwerden, Nykturie in Abhängigkeit von der Trinkmenge, zur Zeit etwa einmal pro Nacht.
Schlaf: keine Einschlaf- oder Durchschlafstörungen bei einer durchschnittlichen Schlafdauer von etwa 6 Stunden.
Keine Blutungsneigung, keine Allergien, keine Speiseunverträglichkeiten, kein Schwindel, kein Ohrensausen, keine Übelkeit, kein Erbrechen, kein Husten, kein Auswurf, gelegentlich Nachtschweiß.
Aktuelle Beschwerden: keine.

Mittelanamnese:
Koffein: 2 Kannen pro Tag.
Nikotin: 30–40 Zigaretten pro Tag.
Drogen: verneint.
Alkohol: Mit 14 Jahren (19..) ging es los, war dann in den ersten Schulferien öfters in der Kneipe, hat damals schon fast täglich getrunken, wieviel, hat er damals nicht gezählt, hatte bereits in diesem Alter erste Filmrisse. Den ersten Entzugstremor und Schweißausbrüche hat er im Rahmen der ersten Straffälligkeit mit etwa 16 Jahren erlebt. Damals und auch später keine Delirien oder Krampfanfälle.
Nach der ersten Inhaftierung hat er weniger getrunken; „wenn dann irgend etwas war, ist das dann durch den Suff zerbrochen"; er ist dann wieder straffällig gewesen, hat im Knast auch Alkohol probiert, hat aber nicht in dem Umfang wie die anderen getrunken.
In der Beziehung mit Frau B. hat er weniger getrunken, da ist er nicht groß in Kneipen gegangen, hat damals auch keine Entzugszeichen erlebt, hat ab und zu ein paar Flaschen Bier zu Hause getrunken, bei einem Streit ist es mehr geworden, das hat sich dann wieder gegeben.
Im …-Werk ging es dann richtig wieder los, das hat sich gesteigert bis zu 2 Flaschen „Braunen" pro Tag und 5–6 Bier (nicht immer, aber sehr oft). Er hat insgesamt über die Jahre nach … immer mehr getrunken, seine Verträglichkeit hat sich nicht geändert. Getrunken hat er, damit er aggressive Anfälle unterdrückt, Ärger hat er z.B. privat oder im Betrieb damit runtergespült. Meistens hat er bereits morgens einen Tremor gehabt ab etwa 19.. und Schweißausbrüche, auch trockenes Erbrechen. Abends hat er oft Unruhe erlebt, hat dann öfters Filmrisse gehabt. Flaschen hat er regelmäßig versteckt (z.B im Nachtschrank, im Spülkasten, in einem Werkzeugkasten bei der Arbeit). Der Kontrollverlust ist seit 19.. bekannt; damals hatte die Mutter bereits berichtet, daß er den Kanal voll hatte und sich

trotzdem noch die nächste Flasche holte. Das ist teilweise 19.. dann noch schlimmer geworden.

Er sieht sich nicht direkt als „Alkoholiker", versucht aber immer wieder, Ärger über Bord zu spülen. Er meint aber, daß er was tun müßte wegen des Alkohols.

Angaben zum Lebenslauf

Der zum Untersuchungszeitpunkt 35jährige Klaus-Dieter G. wurde am … 19.. ehelich in … geboren; die Mutter habe sich wohl kurz nach seiner Geburt scheiden lassen. Er ist bei der Mutter aufgewachsen.

Erste Erinnerung:	Schaukelpferd, das stand bei Mutter im Wohnzimmer.
Mutter:	„Würde mal sagen ganz normaler Mensch, so wie ne Mutter eben ist". Das Verhältnis zu ihr beschreibt er als „normal, eigentlich bis die Jugendzeit anfing". In der Wohnung wohnte auch die Mutter der Mutter, die hat die Kinder großgezogen, da Mutter arbeiten gegangen ist.
Oma:	„Ein bißchen das Annodazumal; so wie sie großgeworden ist, sollten wir auch groß werden". Das Verhältnis zu ihr beschreibt er als „Null".

Wenn Mutter von der Arbeit kam, beschwerte sich Oma, daß die Kinder wieder mal nicht das gemacht hatten, was sie sollten, „am besten du erziehst sie alleine". Man lebte in einer 3-Raum-Wohnung, ein Zimmer hatte die Oma, ansonsten haben alle 4 Personen in einem Zimmer geschlafen, ein Zimmer stand noch der Mutter zur Verfügung.

Seine Schwester wurde ihm gegenüber bevorzugt: Einmal an Weihnachten wurde er mit einem Märchenbuch („Das häßliche kleine Entlein") abgespeist, während die Schwester eine schön ausgestattete Puppenstube bekam. Das hat sich so reingefressen, daß er das heute noch drinnen hat. Auch später bei Geburtstagen hat sich diese ungleiche Behandlung noch wiederholt.

Herr G. hat die Kinderkrippe und den Kindergarten besucht, hat daran keine rechte Erinnerung mehr. Wie die Mutter ihm sagte, hat es anfangs Probleme mit dem Laufenlernen gegeben, er war außerdem bis zum 7. Lebensjahr Bettnässer. Mit dem Sprechenlernen gab es offenbar keine Probleme, er hat nicht gestottert auch nicht schlafgewandelt, hatte keine besonderen Angstträume oder kaute an den Nägeln. Er hat jedoch bis zum 6. Lebensjahr Daumen gelutscht.

Er ist vor der Einschulung 1 Jahr zurückgestellt worden, warum, weiß er nicht. 19.. ist er eingeschult worden und hat bis 19.. die … -Schule besucht. Spaß machte ihm Geschichte, Schwierigkeiten gab es insbesondere in Fremdsprachen. „Wenn ich nicht so stinkendfaul gewesen wäre, hätte ich bessere Zeugnisse gehabt", das haben Mutter und die Lehrerin gesagt, ihm war damals alles egal, „raus aus der Schule und fort". Er hatte in der Schulzeit immer Freunde, Schulkameraden, „kam eigentlich gut klar". Bei der Lehrerin war er „der Abschaum", „wenn die meinen Namen gehört hat, hat die innerlich rotgesehen". Fast jedes Schuljahr war er mal zur Kur an wechselnden Orten, das war wegen der Nervosität, daß er schnell aufgebraust und aggressiv gewesen ist.

In der ersten Hälfte der 8. Klasse hat er in Fremdsprachen die Schule geschwänzt, nachdem er von dem Lehrer eine gescheuert bekommen hatte. Bereits ab dem 12./13. Lebensjahr war er wiederholt von zu Hause weggelaufen, auch über Nacht, als der Ärger anfing mit der Mutter (z. B. wegen Raucherei, Einträge ins Klassenbuch, Nichterledigen von Hausaufgaben). Er ist nach dem Schuleschwänzen in eine andere Schule strafversetzt worden, weil er angeblich andere jüngere Schüler zum Rauchen verleitet haben soll. Er kam in die Oberschule und hat sie bis zum Ende der 8. Klasse besucht. Dann hat er eine Lehre als Industrieschmied angefangen bis zu seiner ersten Inhaftierung, die er in … absaß. Damals hatte er 2 alte Damen beklaut, das passierte in einer Gruppe gleichaltriger Jungen, die er aus der Schule oder aus Kneipen kannte.

Nach der Haftentlassung ist es nicht mehr zur Fortsetzung seiner Lehre gekommen. Er kam dann in den … in eine Presserei bis zu seiner zweiten Inhaftierung. Diese war aufgrund eines Raubdeliktes (er soll einem Kumpel eine Uhr geklaut haben, was jedoch nicht stimmt) und wegen einer Vergewaltigung, wozu er sich zunächst nicht äußern will. Später gab Herr G. an, daß er ein Verhältnis mit seiner Schwester hatte, die hätte ihn über die Mutter angezeigt. Aus seiner Sicht ist jedoch damals

keine Gewalt angewendet worden, das ging über ein paar Tage, er kam dann nach ... in Haft. Dort hat er die 9./10. Klasse nachgeholt. Ist 19.. aus der Haft rausgekommen.
Er hat dann eine eigene Wohnung in ... bekommen. Hat weiter im ... gearbeitet bis zu seiner dritten Inhaftierung wegen Körperverletzung: „Wie das unter Jugendlichen ist, wenn man zur Disko geht, hat ein Mädel mit, die wird angenöhlt ... weil man vorbestraft ist, hat man das ausgenutzt, ein anderer hätte eine Geldstrafe gekriegt". Er kam damals in die Justizvollzugsanstalt ... Er hat nach seiner Entlassung zunächst im ... -Werk und ... gearbeitet, dann danach auf einem Rummel, wo er Frau B. kennenlernte. Frau B. war Mutter eines Sohnes.
Eigentlich sollte er übergangsweise als Spritzer bzw. Schablonenspritzer und Niederdruckkesselwärter bei einer Firma in ... arbeiten, blieb dann bis 19.., damals war er bereits zu Frau B. nach ... gezogen. Nach der Qualifikation zum Hochdruckkesselwärter und vorübergehender Tätigkeit in ... bis zu seiner Einstellung war er dann schließlich im ... -Werk im 4-Schicht-System tätig und verdiente zuletzt 1600 DM netto. Er ist dann aufgrund seiner Inhaftierung fristlos gekündigt worden, hatte jedoch bereits Anfang 19.. 2 Abmahnungen, hatte damals 2mal morgens blasen müssen und hatte „Restalkohol". Eine dritte Abmahnung wegen verspäteten Erscheinens an der Arbeitsstelle war dann im Sommer („Entweder du änderst das, oder wir müssen dich entlassen"), ist dann größtenteils nur noch auf dem Bau gewesen, hat auch zum Teil soweit gedacht: „Was soll die Scheiße, der erste, der gekündigt worden ist, hat Arbeitslosengeld gekriegt und dann noch Nachzahlungen ...".
In der gleichen Zeit kam es wiederholt zu Konflikten mit Frau B. („das Übliche ... man hat mir vorgeworfen, daß ich im Haushalt nichts schaffen würde, daß sie es alleine nicht schaffen würde ... später hat man mir vorgeworfen, ich würde es übertreiben ..."). Herr G. hat auch in den Ecken saubergemacht, so wie er es in der Jugendstrafanstalt kennengelernt hatte, dadurch fühlte sich Frau B. erniedrigt. Alles was er gemacht hat, hat ihr nicht zugesagt, er würde sich nur aufspielen. Er hat dann gesagt, ist gut, dann leck mich doch am zweiten Gesicht, dann ist er abgehauen in die Kneipe, das war so ab etwa 19.., d. h. etwa ein halbes Jahr, nachdem Frau B. die Umschulung gemacht hat, bis zuletzt vor seiner Verhaftung. Dabei ist er alleine weggegangen, aber auch zusammen mit Arbeitskollegen.
Bis „zu gewissen Kontakten" hat er bzgl. der Kinder gesagt, es gibt keine Unterschiede, dann gab es doch gewisse Unterschiede: Frau B. zog R. vor, er dann M., das hat sie ihm auch vorgeworfen. R. war 19../.. im Kinderheim. Davor hat er von ihm ein paar gescheuert bekommen ... Herr G. hatte alles in sich hineingefressen, bis die Bombe zum Platzen kam, er weiß nicht, ob er damals alkoholisiert war. Später war R. wiederholt aggressiv, hat Einrichtungsgegenstände zerstört. R. „hat mehrere Gesichter; seitdem die N. ihn sich hörig gemacht hat, richtet sich alles nach der N.. Als der aus dem Kinderheim rauskam, gabs einen bestimmten Satz ... „Ich habe Angst vor ihm", das hat die Frau N. ihm so gesagt ... ob die Gardinenstange runtergefetzt ist oder nicht, das mußte man hinnehmen, durfte man nichts dazu sagen".
M. „ist ein aufgeweckter Pfiffi, überall, wo ich mit dem hinkomme, kann ich mit dem wiederkommen". M. ist so, wie er sich einen Jungen in dem Alter vorstellt.
19.. hatte er in ... auf dem Rummel einen vor die „Eule geknallt", da konnte einer nicht lesen; das war ein Gerangel, als er noch die Gondel beaufsichtigte. Wahrscheinlich war er alkoholisiert, „auf dem Rummel trinkt man ab und zu ein Bierchen".
19.., das war dann das erste Mal, als der R. ein paar hinter die Ohren gekriegt hatte, wo er auf gut Deutsch das erste Mal durchgebrannt ist. Es ist möglich, daß er auch damals alkoholisiert war, er kann sich nicht mehr erinnern, was damals war.
Nach der Sache 19.. war er bei Herrn Dr. ... bzw. einer Psychologin, mit der dieser zusammenarbeitete. Er war mit R. und Frau B. dort, er wollte wissen, wie die mit dem Kind arbeitet, sagte, man solle hinter einer Glaswand das beobachten, woraufhin die Psychologin meinte, das wären Stasimethoden und er wolle das Kind entehren.
Bezüglich seiner Alkoholproblematik fielen 2–3 Wörter, das ist nur kurz gestreift worden. Frau B. hat ihm öfters mal wegen des Alkohols angesprochen, etwa „Du kannst ja gleich in der Kneipe bleiben, von dort aus arbeiten gehen" oder „Vergeht mal ein Tag, ohne daß du saufen tust?". Selten hat sie Alkoholiker zu ihm gesagt, das war für ihn ein Schimpfwort. Das war für ihn herabwürdigend,

er meinte, das ist nicht so schlimm. Daß man ihm im Betrieb eine Alkoholentwöhnungsbehandlung nahegelegt hatte, fand er herabwürdigend, er meinte damals, das müsse nicht gleich sein.
Was vor der Wende Freundschaft war, ist für ihn nach der Wende in die Brüche gegangen ... Arbeitslosigkeit oder der andere hat so vor sich hergemacht, dann hat er zu sich gesagt „Wirst du zum Einzelgänger, bist nur noch für die Familie da". Eine Eheschließung mit Frau B. wollte er nicht („Wenn ich auf Arbeit bin, weiß ich nicht, was die macht und umgekehrt das gleiche"), außerdem hätte er eine gewisse Freiheit eingebüßt, so kann er immer noch sagen, so das wars, tschüs.

Sexualität und Partnerbeziehungen

Mit 14–15 Jahren ist er in die Pubertät gekommen, ist nicht aufgeklärt worden, Mutter sagte: „Kommst du selbst, du wirst es schon merken". Seine erste Freundschaft mit Petting hatte er mit 14 Jahren, das ging in die Brüche, weil er intim werden wollte und die Freundin nicht. Seinen ersten Verkehr hatte er dann mit 14/15 Jahren mit einer Kneipenbekanntschaft. Die erste längere Freundschaft über ca. ein halbes Jahr ohne Intimkontakt lag vor seiner ersten Inhaftierung bis zum Beginn der Lehre, dann hat sich das verflogen. Die zweite Freundschaft über etwa ein halbes Jahr war in der Lehrzeit, damals hatte er bis zu seiner Inhaftierung auch Intimkontakte mit der damaligen Freundin. Nach der Haftentlassung gab es zunächst flüchtige Kontakte, bei einer hatte die Mutter was dagegen, die ist extra zu ihm gekommen, er solle ihre Tochter in Ruhe lassen. Dann ging es noch ein bissel hin und her, dann eine, das ging verhältnismäßig sehr gut, allerdings, wie er später rausbekommen hat, hat die nur so gesagt, als ob sie auf Arbeit geht, ist sonstwohin, dann ging das auseinander. Dann hatte er eine, die war schwanger, wollte ihm anhängen, daß er das gewesen wäre, das ging 1 Woche. Nach ... hatte er eine Freundin, die Polizei hat dann diese Beziehung auseinandergebracht.
Frau B. ist „normal, würde ich mal so sagen". Er schätzt an ihr ihre Offenheit, manchmal das kindlich-naive, hat sich auch nicht daran gestört, daß er früher in Haft war („Du warst das, hast den Schlußstrich gezogen, dabei wollen wir es belassen"). Gestört hat ihn etwas, worüber er momentan nicht berichten möchte, damals war Frau B. noch jung.
Nach etwa einem halben Jahr Kennenlernen ist er zu ihr nach ... gezogen, damals hatte sie noch eine kleinere Wohnung. Frau B. hat damals in einer Fleischerei gearbeitet, sie haben sich eigentlich ganz gut verstanden, auch sexuell. Probleme mit dem Verkehr gab es nur, wenn er im Suff Erektionsstörungen hatte, sie hatten 2- bis 3mal pro Woche Verkehr. Nach 19.. war Frau B. zunächst bis 19.. arbeitslos, seit dieser Zeit ist sie in einer Umschulung zur Stukkateurin über das Arbeitsamt. In dieser Zeit hat sie dann mit der Zeit den Haushalt vernachlässigt, er sollte deswegen auch sein Hobby (Drechseln) aufgeben, was er auch machte.
Im Hinblick auf die ihm angelastete Beziehung mit seiner Schwester gibt Herr G. an, daß damals seine Oma Pornozeitschriften aus ... mitgebracht hatte und er mit seiner Schwester einiges nachstellen wollte, es ist jedoch nie zu einem echten Geschlechtsverkehr gekommen.
Mit 10/12 Jahren hat er wiederholt einen sexuellen Mißbrauch durch einen an die 40jährigen Mann erlebt, der auch andere gleichaltrige Jungen mißbraucht hatte. Erst hieß es spielen in der Wohnung, dann mit dem Luftgewehr schießen, dann hat er ihm einen runtergeholt, hat gefummelt, er mußte auch bei dem. Ob es Oral- und Analverkehr gab, weiß er nicht mehr hundertprozentig, auch wie oft es war und wie lange es gedauert hat, daran kann er sich nicht erinnern. „Das hab ich bis heute noch, ist bis jetzt aus meiner Rübe nicht rausgegangen". Daraufhin hat er auch später keine Selbstbefriedigung praktiziert. Das kommt z.B. hoch, wenn er über Verurteilungen liest; z.B., daß die kleinen Soldaten, die an der Mauer den Schießbefehl ausgeführt haben, drankommen, aber die Großen frei rumlaufen.
Sexuelle Kontakte mit Kindern hatte er selbst nie, jedenfalls ist ihm das nicht erinnerlich, auch keine Phantasien bzgl. sexueller Kontakte mit Kindern oder Jugendlichen.

Zu den aktuellen Tatvorwürfen

„Ich widerrufe die Anklageschrift, das ist Fakt, und zwar ab der Seite, wo es losgeht mit dem Frage- und Antwortspiel ... die Frau N. ist unglaubwürdig, hat schon mehrfach versucht, mich in den

Knast zu bringen ... aus den 30- bis 40mal, da hat man 10- bis 20mal gemacht, ich hab das auch unterschrieben, das war dann für mich erledigt ... das war mir scheißegal, weil ich wußte, nach dem Schreiben geht es sowieso wieder in die U-Haft".
Herr G. meint, daß im nüchternen Zustand so etwas nicht zustande gekommen wäre. Wenn so etwas vorgekommen ist, kann das nur in betrunkenem Zustand gewesen sein, er hat jedenfalls keine Erinnerung, „ich weiß es nicht".

Selbstbild des Probanden
„Was soll ich sagen ... naja aufgrund meines bisherigen Lebenslaufes verdammt mißtrauisch, teilweise großer Einzelgänger".
Als wichtigsten Menschen bezeichnet Herr G. Frau B., als wichtigstes Ereignis in seinem bisherigen Leben die Geburt von M.
Bei freier Wunschprojektion gibt er an:
- nochmal von vorne anfangen
- wenn das nicht geht und es würde ihm der Kleine zugesprochen, würde er mit dem irgendwo bei Verwandten wieder anfangen und
- noch einmal geboren werden, aber mit dem Wissen, was er jetzt schon hat.

Zukunftsaussichten
„Sollte es, was ich stark annehme, zu einer langen Haftzeit kommen, ist der letzte Funke in mir weg. Da bleibt noch unter den Brücken der Karton, ich fange dann nichts mehr an, das Leben ist erledigt, Schluß Aus Ende".
Bezüglich Frau B. will er erst mal die Verhandlung abwarten, dann gucken, wie sich das erweitert. Daß das nicht ganz auf dem Nullpunkt ist, da ist der Kleine doch noch drinne.

Untersuchungsbefunde

Körperliche Untersuchung:
Bei gutem Allgemein-, Ernährungs- und Kräftezustand sind Haut, Schleimhäute und Behaarung unauffällig. Zwischen dem Daumen und dem Zeigefinger findet sich an der linken Hand palmar eine längere Schnittwunde nach anamnestisch angegebener Operation. Herz und Lunge sind perkutatorisch und auskultatorisch ohne pathologischen Befund; Puls 72/Minute, regelmäßig, RR 120/70 mmHg. Leber nicht vergrößert, nicht unter dem Rippenbogen auch bei tiefer Inspiration palpabel, in der MCL ca. 11 cm breit, keine Auffälligkeiten an den übrigen Bauchorganen, Peripherie gut durchblutet, keine Varikose.

Neurologischer Befund:
Kopf frei beweglich, kein Meningismus, Karotis auskultatorisch beidseits frei; Hirnnerven intakt; Motilität, Tonus, Trophik und grobe Kraft beidseits unauffällig, Einbeinhüpfen seitengleich sicher, Muskeleigenreflexe seitengleich mittellebhaft auslösbar, keine Pyramidenbahnzeichen, Bauchhautreflexe seitengleich schwach auslösbar. Oberflächen- und Tiefensensibilität intakt, Zahlenschreiben auf der Haut sicher erkannt und seitengleich. FNV und KHV beidseits unauffällig, Romberg- und Unterberger-Tretversuch ungestört. Kein Dermographismus, kein Tremor, keine Hyperhidrose.

Psychischer Befund:
Bevor Herr G. nach Schilderung des Gutachtenauftrages und des Untersuchungsablaufes über seine Rechte informiert worden war, fragte er, bevor er sein Einverständnis in die Untersuchung erteilte, auf welcher Seite ich stehe, ob ich „für das Gericht schreibe, was die hören". Eine verhaltene Distanz wurde auch im Fortgang der Exploration von ihm verbalisiert („Ich bin ein verdammt mißtrauischer Hund ... habe in meinem ganzen Leben noch nie jemanden an mich rangelassen, es weiß keiner, wie es innen in mir aussieht"). Der weitere Explorationsgang gestaltete sich trotz einer sich erst langsam auflockernden Zugewandtheit recht flüssig und wurde zunächst durch eine von dem Probanden selbst initiierte kurze Pause zum Rauchen („Sonst ist mit mir nichts anzufangen") unterbrochen, die Herr G. dann jedoch selbst abkürzte, als ihm die Besorgung der Rauchutensilien zu

lange dauerte und er einen bestimmten Bediensteten auf sich zukommen sah („Hat sich geklärt, wo die Fotze kommt").
Im Verlauf der Exploration saß der vorgealtert wirkende Proband in legerer Haltung mit ausgestreckten Füßen und seitlich am Körper gefalteten Händen gegenüber. Im Antwortverhalten war Herr G. spontan und themenfixiert, wobei nach bestimmten Fragen (etwa die nach alkoholbedingten Abmahnungen an der Arbeitsstelle) ein lautes Einatmen und Auspusten gewissermaßen als Übersprungshandlung auftraten. In der Schilderung der Beziehungen zu nahen Bezugspersonen war nur eine geringe affektive Modulationsfähigkeit (z. B. ein angedeutetes Lächeln bei der Schilderung der Oma) ersichtlich, wobei tiefergehende emotionale Bindungen nicht spürbar wurden (z. B. „Wenn Mutter weggegangen ist, habe ich sie nicht gefragt wohin"). Im Hinblick auf die eigene Schilderung biographischer Besonderheiten war eine gewisse Bitternis und Selbstverachtung (etwa bei der Schilderung des schulischen Versagens) zu spüren. Eine geringe Frustrationstoleranz vermittelte die Schilderung von Konflikten mit seiner Lebensgefährtin, bei denen Herr G. offenbar um eine schnelle Entschärfung bemüht war („... gut, lasse ich dann sausen, erledigt").
Herr G. ist zu allen Qualitäten orientiert und im formalen Gedankengang geordnet. Anhaltspunkte für inhaltliche Denkstörungen oder Wahrnehmungs- bzw. Sinnestäuschungen liegen nicht vor. Die Grundstimmung ist indifferent-wurstig, die affektive Schwingungsfähigkeit prinzipiell erhalten. Herr G. vermochte den Explorationsgängen konzentriert und aufmerksam zu folgen. Anhaltspunkte für Störungen des Alt- oder Neugedächtnisses lagen nicht vor. Die Merkfähigkeit, klinisch geprüft durch das Nennen dreier Begriffe, die Herr G. nach 20 Minuten unter Fortsetzung der Exploration memorieren mußte, war nicht auffällig beeinträchtigt. Anhaltspunkte für akute Suizidalität ergaben sich nicht.

Psychologische Untersuchungsbefunde
Der 35jährige große, schlanke Beschuldigte wirkt leicht vorgealtert. Blässe, körperliche Unsportlichkeit und leichte äußerliche Vernachlässigung kennzeichnen die äußere Erscheinung. Die Haare trägt er nach seinen Angaben mangels einer für ihn akzeptablen Friseurmöglichkeit länger als ihm gewohnt.
Obwohl Herr G. erst unmittelbar vor Beginn dieser gutachterlichen Untersuchung über deren Zeitpunkt in Kenntnis gesetzt wird, hält er seine Bereitschaft diesem Untersuchungsteil gegenüber aufrecht. Dabei sucht er allerdings Verständigung darüber, daß er ggf. im Verlauf der Untersuchung, wenn diese ihm zu persönlich würde, seine Bereitschaft zurücknehmen kann.
Im Verlauf der Untersuchung weichen anfängliches Mißtrauen und Zurückhaltung, so daß der Beschuldigte offen und kooperativ auf die jeweiligen Inhalte ohne Schwierigkeiten im Instruktionsverständnis bzgl. der Anforderung eingeht. Herr G. ist dabei in seinem Verhalten zugewandt, versieht seine Äußerungen öfter mit bitterer und sarkastischer Kommentierung („bin sehr kalt geworden hinsichtlich Inhaftierungen"), hält zum Untersucher direkten Blickkontakt, dabei anfangs mißtrauisch und kontrollierend, später neugierig am Ergebnis interessiert.
Gegen Ende der Untersuchung lehnt der Beschuldigte dann ein Verfahren zur Persönlichkeitsdiagnostik ab, da er befürchtet, daß diese Bearbeitung seine Toleranzschwelle übersteigt und er das Material dem Untersucher nicht „in Fetzen" übergeben will.
Zum Anlaß der Begutachtung führt der Beschuldigte aus: „Man wirft mir vor, daß ich meinen Stiefsohn sexuell mißbraucht habe. Das ist mir neu, habe keine Kenntnis. Kann mich nicht erinnern, das Bedürfnis zu haben, mit Kindern sexuell umzugehen und dazu noch mit einem Jungen".
Über sein Sexualleben äußert Herr G., daß er dieses als normal ohne besondere Auffälligkeiten bewertet. Anregungen zu Anal- bzw. Oralverkehr hätte er Filmen entnommen und aus Neugier ausprobiert, nicht auf dem Hintergrund eigener Bedürfnisse. Unter den Haftbedingungen unterdrückt er sexuelle Bedürfnisse, keine Masturbation, kein Verkehr mit Mithäftlingen („das hat es auch früher bei mir nicht gegeben").
Hinsichtlich des Umgangs mit Alkohol führt Herr G. aus: „Was ich aufgebaut habe, habe ich mir durch Alkohol zunichte gemacht". Er gibt für den Zeitraum vor der letzten Verhaftung an, fast tägliche 1 Flasche Weinbrand und mehrere Flaschen Bier getrunken zu haben, „auch morgens wegen Flattermann".

Der Beschuldigte meint, sich nun doch eingestehen zu müssen, daß er Alkoholiker sei und äußert, an einer Entziehungsbehandlung interessiert zu sein.

Leistungsbefunde:
Die Überprüfung der intellektuellen Leistungsmöglichkeiten wird mit dem HAMBURG-WECHSLER-INTELLIGENZ-TEST (HAWIE-R) durchgeführt. Dies ist ein mehrdimensionales Untersuchungsverfahren, das durch seinen Aufbau Aussagen zu eher verbalen als auch stärker handlungsorientierten Leistungsaspekten ermöglicht und somit eine Beurteilung der allgemeinen intellektuellen Fähigkeiten erlaubt.
Herr G. befindet sich mit einem erreichten Gesamt-IQ von 90 im unteren Bereich durchschnittlicher Leistungsfähigkeiten einer altersentsprechenden Normalpopulation. Tendenzen zu eher günstiger Befähigung für handlungspraktische Anforderungen (Handlungs-IQ = 94) gegenüber stärker verbal theoretischen Inhalten (Verbal-IQ = 88) deuten sich an.
Das Profil im Verbalteil ist zerklüftet. Günstige Ergebnisse in den Untertests „Allgemeines Verständnis", „Gemeinsamkeiten finden" bestätigen das Erfassen von Ursache-Wirkungs-Zusammenhängen, Möglichkeiten logischer Strukturen in den Denkprozessen, auch die Fähigkeit aus Erfahrungen lernen zu können, während in anderen Untertests Bildungsdefizite, Wissenslücken, eingeschränkte kulturelle Erfahrungen offensichtlich werden.
Deutlich geminderte Ergebnisse im Untertest „Zahlennachsprechen" sprechen für erhöhte Irritierbarkeit, geminderte Aufmerksamkeit und Konzentration und gelten als dezente Hinweise auf hirnorganisch bedingte Einschränkungen. Die schwachen Leistungen im Untertest „Rechnerisches Denken" sind vordergründig nicht Kenntnismangel von Rechenoperationen, sondern entstehen bei zunehmendem Schwierigkeitsgrad der Aufgaben durch Abbruch als Ergebnis deutlich eingeschränkter Belastbarkeit und geminderter Konzentrationsleistungen.
Im Handlungsteil des Verfahrens sind ebenfalls potentiell eindeutig durchschnittliche Befähigung neben wiederum schwächeren Ergebnissen im Untertest „Mosaik-Test" als weitere Hinweise auf hirnorganisch bedingte Veränderung der kognitiven Leistungsfähigkeit zu erfassen. Im Untertest „Bilderordnen" zeigen sich geminderte Befähigungen des Beschuldigten zur differenzierten sozialen Wahrnehmung und Verarbeitung komplexer sozialer Zusammenhänge.
Unter Berücksichtigung der Alkoholproblematik bei Herrn G. ist der Einsatz weiterer hirnorganisch sensibler Untersuchungsverfahren zur differenzierten Abklärung von Leistungsvor- und -vollzugsbedingungen erforderlich. Für diese Untersuchung wird das DIAGNOSTIKUM FÜR ZEREBRALSCHÄDIGUNG (DCS) eingesetzt. Dieses Verfahren gilt als Methode zur mnestischen Funktions- und hinweisenden Hirnschaden- bzw. Hirnschadenfolgediagnostik. Es handelt sich dabei um einen mehrphasigen Lernversuch zum Einprägen optischer Muster und gilt damit auch als Methode zur Erfassung der Lernfähigkeit.
Die Auswertung erfolgt entsprechend unter den Aspekten von Merk- und Lernfähigkeit.
In der Dimension „Merkfähigkeit" erreicht der Beschuldigte einen deutlich unterhalb zu erwartender altersdifferenzierter Leistungen liegenden Normwert (C = 1), während er bzgl. der Lernfähigkeit unter Berücksichtigung von Alter und Intelligenz dann jeweils normgerechte Ergebnisse erzielt (Lernfähigkeit C_A = 5; C_{A+I} = 6) und somit über Leistungspotenzen bei entsprechender motivationaler Einbindung des Ziels verfügt.
Zusammenfassend erbringen die dargestellten Ergebnisse, daß Herr G. unter Beachtung seines Alters mit seiner Leistungsfähigkeit im unteren Bereich durchschnittlich intellektueller Leistungsmöglichkeiten liegt. Obwohl dezente Hinweise hirnorganisch bedingter Veränderungen der kognitiven Fähigkeiten festzustellen sind, so gibt es auch Hinweise auf eine potentiell vorhandene Lernfähigkeit unter Voraussetzung motivationaler Orientierung (siehe u. a. Nachholen des Abschlusses der 10. Klasse in der Hoffnung auf nachfolgend günstigere Chancen für die Berufsausbildung, längere Phasen ohne strafrechtliche Auffälligkeiten während sozialer Einbindung).
Die Bereitschaft zur gutachterlichen Untersuchung ergibt sich nach seinen Aussagen auch aus dem Bedürfnis, Kenntnisse über den eigenen gesundheitlichen Zustand zu erhalten, insbesondere ob bereits Folgen seines Alkoholmißbrauches offenbar werden.

Persönlichkeitsbefunde:
Das FREIBURGER-PERSÖNLICHKEITS-INVENTAR (FPI-R) ist ein Fragensystem zur standardisierten Selbstbeschreibung von Probanden bzgl. der Erfassung spezifischer Persönlichkeitsdimensionen. Für die Beurteilung der jeweiligen Antworten liegen alters- und geschlechtsspezifische Normpopulationen zum Vergleich vor.
Der Umgang mit der Dimension „Offenheit" (ST = 8) bildet auf die eigene Person bezogene radikale und rücksichtslose Selbstbeurteilung des Beschuldigten ab.
Vor dem Hintergrund seiner Biographie und aktuellen Lebensbedingungen äußert Herr G. eine geringe „Lebenszufriedenheit" (ST = 2) mit depressiven, negativen, hoffnungslosen Zügen der Lebenseinstellung bei gering ausgeprägter „sozialer Orientierung" (ST = 2).
Schwere Beeinträchtigungen in der inneren psychischen Befindlichkeit des Beschuldigten werden mit den auffälligen Ergebnissen in den Dimensionen „Erregbarkeit" (ST = 9) und „Aggressivität" (ST = 8) bei abgeschwächter „Gehemmtheit" (ST = 4) offenbar. Herr G. sieht sich selbst als explosibel, verletzlich mit geringer Frustrationstoleranz. Er beklagt eine Reihe körperlicher Beschwerden (ST = 8), die ihn aufgrund einer gewissen Gleichgültigkeit der eigenen Person gegenüber nicht zu Reflexionen im Sinne von „Gesundheitssorgen" (ST = 3) veranlassen.
In Anbetracht der angegebenen und beobachteten hohen Erregbarkeit und Aggressionen des Beschuldigten wird zur weiteren differentiellen Abklärung des Umgangs mit Aggressionen durch den Beschuldigten der FRAGEBOGEN ZUR ERFASSUNG VON AGGRESSIVITÄTSFAKTOREN (FAF) eingesetzt.
Auch in der Bearbeitung dieses Verfahrens wird der schonungslose Umgang des Beschuldigten mit sich selbst wiederum erkennbar („Offenheit" ST = 6), indem er in spontaner Direktheit die eigene Unzulänglichkeit und alltägliche Normverletzung zugesteht.
Die erheblich erhöhten Werte in den Dimensionen „Spontane Aggressionen" (ST = 7), „Reaktive Aggressionen" (ST = 8), „Erregbarkeit" (ST = 9) zeigen starke Unbeherrschtheit, erhöhte Affizierbarkeit mit vermehrten Wut- und Zornerlebnissen, Mangel an Affektsteuerung und niedrige Frustrationstoleranz. Besondere Brisanz gewinnt die potentiell vorhandene erhöhte Aggressionsbereitschaft durch nur gering ausgebildete „Aggressionshemmungen" (ST = 1).
In die ebenfalls massiv erhöhten Werte der Dimension „Selbstaggression bzw. Depression" (ST = 9) als Ausdruck eines gescheiterten Lebensentwurfs (bis hin zu Phasen suizidaler Überlegungen in der Vergangenheit und derzeitig düsterer Zukunftsvorstellungen „Leben unter der Brücke im Karton") bettet sich der gegen die eigene Person gerichtete schwere Alkoholmißbrauch ein.
Zusammenfassend muß daher ausgeführt werden, daß im Vordergrund der Persönlichkeitsstruktur psychosoziale Erlebens- und Verhaltensweisen des Beschuldigten stehen, die durch erhebliche Auffälligkeiten in der vorhandenen Aggressionsbereitschaft mit hoher Erregbarkeit, Mangel an Affektsteuerung und stark geminderter Frustrationstoleranz bei gering ausgebildeter Aggressionshemmung charakterisiert sind.

Beurteilung und Zusammenfassung
Der zum Untersuchungszeitpunkt 35jährige Herr G. wurde zur Frage der Schuldfähigkeit und den Unterbringungsvoraussetzungen gemäß §§ 63 und 64 StGB in der JVA ... ambulant begutachtet. Herr G. wird des sexuellen Mißbrauchs des 9- bzw. 10jährigen Sohnes seiner Lebensgefährtin beschuldigt.
Herr G. wächst zusammen mit seiner 1 Jahr jüngeren Schwester bei seiner leiblichen Mutter auf, die sich nach seiner Kenntnis kurz nach seiner Geburt von dem Vater beider Kinder scheiden ließ. Insoweit stand Herrn G. seit der frühen Kindheit keine positiv besetzte Vaterfigur zur Verfügung, deren Identifikationsangebot insbesondere für die Herausbildung eines stabilen männlichen Selbstwertgefühls von Bedeutung ist.
Den Angaben von Herrn G. zufolge verlief die sprachliche Entwicklung regelrecht, wohingegen in der statomotorischen Entwicklung ein verzögertes Laufenlernen aufgefallen sein soll. Das unter entwicklungspsychologischen Aspekten verlängerte Daumenlutschen (bis zum 6. Lebensjahr) und Bettnässen (bis zum 7. Lebensjahr) entspricht einer neurotischen Primordialsymptomatik, die Ausdruck einer frühkindlichen Belastungs- bzw. Überforderungssituation sein kann.

Die oberflächliche und wenig differenzierte Schilderung der leiblichen Mutter („normal" – „So wie eine Mutter eben ist") läßt eine tiefere emotional getragene Beziehung ebensowenig spürbar werden wie zur Großmutter mütterlicherseits, deren Schilderung durch Herrn G. eher eine ablehnende Haltung vermittelte. Diese verbalisierten Ressentiments von Herrn G. wurzeln in der Orientierung der Großmutter an von ihm antiquiert erlebten Erziehungsidealen sowie einem Verhältnis, das als „Null" beschrieben wird. Von Herrn G. mitgeteilte Äußerungen der Großmutter gegenüber der Mutter („am besten, Du erziehst sie alleine") vermitteln eine gewisse Ablehnung der Kinder, die angesichts der räumlichen Verhältnisse in der gemeinsam bewohnten Wohnung, die mit einem Teilen eines Schlafzimmers einhergeht, innerfamiliäre Spannungen noch unterhalten haben dürfte. In den Schilderungen der frühkindlichen Erziehungssituation von Herrn G. spiegelt sich eine Erlebensform wider, die autodestruktive Tendenzen der unten zu beschreibenden Alkoholabhängigkeit erklärt: Herr G. wächst mit der Auffassung auf, von seinen Eltern verraten bzw. schlecht behandelt worden zu sein; der Wunsch, die Eltern zu schädigen, wird jedoch abgewehrt und wendet sich gegen ihn selbst, was zu Schuldgefühlen und Minderwertigkeitskomplexen, Verlangen nach Selbstbestrafung und Selbstzerstörung führen kann, ein Mechanismus, wie er nach psychoanalytischer Auffassung auch für die Entstehung von Depressionen verantwortlich gemacht wird. Diese Hypothese wird durch die im psychischen Befund beschriebene Bitternis und Selbstverachtung (etwa bei der Schilderung schulischen Versagens) erhärtet. Auf der Linie des Erlebens von Benachteiligung liegt auch die Schilderung der Bevorzugung der leiblichen Schwester im Hinblick auf ungleiche Geschenke zu Festtagen oder zum Geburtstag, die wiederholt vorgekommen sein soll.

In Zusammenhang mit den geschilderten frühkindlichen Belastungen und der Entwicklungsverzögerung könnte es zur Zurückstellung von der Einschulung um 1 Jahr gekommen sein, an deren Begründung sich Herr G. bei der aktuellen Exploration nicht erinnert. Im Rahmen der Schulzeit kommt es wiederholt zu Auffälligkeiten, die Herr G. retrospektiv mit Faulheit, Desinteresse und einer Orientierung an der Peer group erklärt. Dabei ist es offenbar zu einer gewissen Stigmatisierung („Abschaum") gekommen, die Herrn G. in das Erleben einer Außenseiterposition führt. Eingebettet in eine dissoziale Entwicklung kommt es in der 8. Klasse zu zunehmenden disziplinarischen Auffälligkeiten mit frühem Rauchen, Eintragungen ins Klassenbuch, Nichterledigen von Hausaufgaben bis hin zu Schuleschwänzen und Weglaufen von zu Hause. Dabei ist das Leistungsversagen in der Schule nicht auf eine intellektuelle Minderbegabung zurückzuführen, wenngleich Herr G. sich nach den aktuellen leistungspsychologischen Ergebnissen mit einem erreichten Gesamt-IQ von 90 im unteren Bereich durchschnittlicher Leistungsfähigkeiten einer altersentsprechenden Normalpopulation befindet.

Nach der Strafversetzung in eine andere Schule und Abgang nach der 8. Klasse beginnt Herr G. nach seinen Angaben eine Lehre als Industrieschmied, zu deren Abbruch es im Rahmen der ersten Inhaftierung kommt, die auf ein Raubdelikt zurückzuführen ist, das nach Angaben von Herrn G. in eine möglicherweise lebensphasisch geprägte gruppendynamische Situation der Mittäterschaft eingebettet war.

Nachdem Herr G. nach der Haftentlassung offenbar nicht mehr zu einer Fortsetzung der Lehre zugelassen worden war, ist er bis zu seiner zweiten Inhaftierung in einer Presserei tätig. Dabei hat Herr G. die dieser Verurteilung zugrunde liegenden Handlungen (Bestehlen eines Kumpels, Vergewaltigung der Schwester) bestritten, jedenfalls im Hinblick auf das ihm damals vorgeworfene Sexualdelikt verneint, daß es zu einem vollendeten und gegen den Willen der Schwester durchgeführten Geschlechtsverkehr gekommen sei.

Die nach der Haftentlassung im ... ausgeübte Tätigkeit wird durch die dritte Inhaftierung abgebrochen, bei der Herr G. das Körperverletzungsdelikt in Zusammenhang mit einer Provokation brachte.

Die Akten aus früheren Strafverfahren lagen zum Zeitpunkt des Diktats noch nicht vor, so daß hierauf erst im Rahmen der Hauptverhandlung eingegangen werden kann.

Während somit der berufliche Lebensgang von Herrn G. durch Wechsel verschiedener Arbeitsstellen und Nichterreichen eines Lehrabschlusses gekennzeichnet war, kommt es nach Kennenlernen seiner Lebensgefährtin, Frau B., zu einer beruflich-sozialen Stabilisierung: neben einer (vorübergehenden) Reduktion dissozialer Verhaltensweisen sinkt nach den Angaben von Herrn G. der Alkoholkonsum, und es gelingt ihm ein berufliches Weiterkommen (Qualifikation zum Hochdruckkesselwärter). Nach mehrjähriger (durchgehender) Tätigkeit als Schablonenspritzer und Niederdruckkesselwärter bei einer Firma in … und vorübergehender Tätigkeit bei … arbeitete Herr G. bis zu seiner Inhaftierung mehrere Jahre im Werk …

Die aktuelle Situation vor der Inhaftierung von Herrn G. ist durch drohenden Arbeitsverlust in Zusammenhang mit der weiter unten zu besprechenden Alkoholabhängigkeit gekennzeichnet, die wiederholt zu Abmahnungen geführt hat, sowie anhaltende Konflikte mit seiner Lebensgefährtin, Frau B., im Rahmen derer es etwa um die Rolle von Herrn G. im Haushalt nach Beginn einer Umschulung der Frau B., aber auch die Beziehung zu den im Haushalt lebenden Kindern ging. Folgt man den Schilderungen von Herrn G., so ist es in den Jahren 19.. und 19.. zu einem zunehmenden Abgleiten in die Alkoholabhängigkeit gekommen.

Die Beziehung zu R. B., der nicht aus der Beziehung von Herrn G. zu Frau B. stammt, war nach den Angaben von Herrn G. zunächst dadurch gekennzeichnet, daß er keinen Unterschied zwischen R. und M., dem gemeinsamen Sohn mit Frau B., machte; nachdem Herr G. 19.. gegenüber R. „das erste Mal durchgebrannt" war, kam es 19.. erneut zu aggressiven Handlungen gegenüber R. („ein paar gescheuert"), die Herr G. auf Fehlverhaltensweisen von R. zurückführte und die zu einer (vorübergehenden) Heimunterbringung von R. führten. Im Hinblick auf die Betreuerin aus dem Jugendamt äußerte sich Herr G. in der aktuellen Exploration negativ und empfand Interventionen als gegen sich gerichtet, wobei er der Jugendamtbetreuerin wiederholte Versuche unterstellte, ihn in Haft zu bringen.

Familienanamnestisch konnten bei Herrn G. keine psychiatrisch relevanten Erkrankungen eruiert werden, die ein gegenüber der Allgemeinbevölkerung erhöhtes Risiko etwa der Entwicklung einer Alkoholabhängigkeit oder einer psychischen Erkrankung im engeren Sinne bergen würden. Bei der eigenen Anamnese schilderte Herr G. keine auffälligen Erkrankungen, die für die Fragestellung von Relevanz wären. Allgemeinanamnestisch beklagte Herr G. Appetitstörungen nach der Inhaftierung, die im Zusammenhang mit dem aktuellen Ermittlungsverfahren eine dysphorisch-subdepressive Note tragen und sich auch in den persönlichkeitspsychologischen Erhebungen im Sinne einer geringen Lebenszufriedenheit mit depressiven, negativen und hoffnungslosen Zügen der Lebenseinstellung niederschlagen.

Nach den Ergebnissen der psychopathologischen Befunderhebung ist bei Herrn G. eine psychische Erkrankung im engeren Sinne auszuschließen. Auch wenn sich in den leistungspsychologischen Erhebungen dezente Hinweise hirnorganisch bedingter Veränderungen der kognitiven Fähigkeiten fanden, die möglicherweise auf den länger anhaltenden übermäßigen Alkoholkonsum zurückzuführen sind, zeigen sich keine ausgeprägten Störungen der Mnestik (des Gedächtnisses) und des Denkvermögens oder anderer psychopathologischer Kategorien, die die Annahme einer Demenz rechtfertigen würden.

Die in der psychopathologischen Befunderhebung deutlich gewordene mißtrauische Distanz entspricht der beim Selbstbild beschriebenen mißtrauischen Haltung, ohne daß wahnhafte Züge deutlich werden. Die in den Äußerungen von Herrn G. etwa zur Bewältigung von Konfliktsituationen in der Partnerschaft sichtbar werdende geringe Frustrationstoleranz bestätigt sich in beiden durchgeführten persönlichkeitspsychologischen Verfahren. Im Vordergrund der Persönlichkeitsstruktur bei Herrn G. gemäß den Selbstschilderungen steht darüber hinaus eine Aggressionsbereitschaft mit hoher Erregbarkeit, Mangel an Affektsteuerung und gering ausgebildeter Aggressionshemmung. Bei diesen Persönlichkeitsauffälligkeiten handelt es sich jedoch nicht um eine so schwere Störung der charakterlichen Konstitution oder des Verhaltens, daß die Diagnose einer Persönlichkeitsstörung gerechtfertigt wäre. Vielmehr besteht aus psychiatrischer Sicht bei Herrn G. nach den anamnestischen Angaben und den Untersuchungsbefunden ein Abhängigkeitssyndrom bzgl. Alkohol (ICD-10 F10.2): Nachdem es bereits ab dem 14. Lebensjahr von Herrn G. zu einem verstärkten Alkoholkonsum mit Auftreten von Palimpsesten kommt, treten nach seinen Angaben bereits im Alter von 16 Jahren erste körperliche Entzugszeichen (Tremor, Schweißausbrüche) auf. In den Zeiten der jeweiligen Inhaftierung kam es zu einer gewissen Herauslösung aus der süchtigen Entwicklung, wobei bei Herrn G. der Kontrollverlust seit etwa 19.. bekannt ist. Der Kontrollverlust markiert dabei den Übergang von der Prodromalphase zur kritischen Phase des Alkoholismus. Zwischen den

Inhaftierungszeiten kam es dabei jeweils erneut zu einem Alkoholmißbrauch, der u. a. zu negativen sozialen Folgen (Auseinanderbrechen einer Partnerschaft) führte.
Während Herr G. die Art des Alkoholkonsums nach Aufnahme der Beziehung zu Frau B. im Sinne des Konflikt- und Erleichterungstrinkens beschrieb, ist es nach 19.. zu einer progredienten Abhängigkeitsentwicklung mit steigendem Alkoholkonsum (zuletzt bis zu 2 Flaschen „Braunen" pro Tag und 5 – 6 Biere) gekommen. Die Trinkmengensteigerung ging dabei mit einer Toleranzentwicklung, erneutem Auftreten von körperlichen Entzugszeichen (Tremor ab 19.. in Verbindung auch mit Schweißausbrüchen und trockenem Erbrechen), wiederholtem Auftreten von Filmrissen, Verstecken von Alkohol (sowohl im Haushalt als auch am Arbeitsplatz) und schließlich täglichem Trinken einher. Trotz Beeinträchtigungen der Partnerschaft (z. B. wiederholten kritischen Bemerkungen von Frau B.) und wiederholten Abmahnungen am Arbeitsplatz setzte Herr G. den Alkoholkonsum bis zu seiner Inhaftierung fort.
Im Rahmen der ersten Explorationen gelang Herrn G. kein schonungsloses Bekenntnis zur Alkoholabhängigkeit („nicht direkt" Alkoholiker), dem er sich jedoch im Rahmen der psychologischen Untersuchung näherte. Gleichwohl vermittelte Herr G. einen gewissen Leidensdruck und Behandlungsbereitschaft (meint, „was tun zu müssen"). Hemmend wirkt sich dabei zusätzlich zu der bei Herrn G. bestehenden Selbstwertproblematik aus, daß für ihn die Rolle des Alkoholkranken als herabwürdigend erlebt wird und das Nahelegen einer Entziehungskur durch den Betrieb als Kränkung und Diskriminierung empfunden wurde.
Bei der körperlichen Untersuchung wirkte Herr G. wohl in Zusammenhang mit dem langjährigen verstärkten Alkoholkonsum vorgealtert, ohne daß körperliche Schädigungszeichen (z. B. alkoholtoxische Hepatopathie oder Polyneuropathie) erhoben werden konnten.
Sexualanamnestisch ergaben sich keine Anhaltspunkte für eine Störung der Geschlechtsidentität oder der Sexualpräferenz (Paraphilie). So gab Herr G. an, bislang ausschließlich heterosexuelle Kontakte erlebt zu haben, wobei er in den Intimbeziehungen auch körperliche Befriedigung fand. Deviante Verhaltensweisen oder Phantasien als wichtigste Quelle sexueller Erregung oder Befriedigung konnten bislang bei Herrn G. nicht ermittelt werden. Insofern sind die Herrn G. angelasteten strafbaren Handlungen, sofern das Gericht zur Auffassung gelangt, daß solche stattgefunden haben, nicht Ausdruck einer Pädophilie; typologisch wäre dabei am ehesten von einer Instabilität und sozialen Desintegration im mittleren Lebensalter auszugehen, zu der die unstete Lebensführung, der Wunsch eines ungebundenen Lebensstils, Vorstrafen wegen nichtsexueller Delikte und die Alkoholanamnese passen.
Soweit Herr G. sexualanamnestisch einen wiederholten mit 10/12 Jahren erlebten sexuellen Mißbrauch durch einen ca. 40jährigen Mann angibt, ist zu sagen, daß eine direkte Kausalität zwischen solchen Erlebnissen und einer Fehlentwicklung der Persönlichkeit in der wissenschaftlichen Literatur bislang nicht nachgewiesen werden konnte; vielmehr sprechen die empirischen Untersuchungen dafür, daß Dauerschäden nicht vorkommen. Wenn bei sexuell mißbrauchten Kindern später Fehlentwicklungen auftreten, wird im allgemeinen der sexuelle Kontakt als Symptom einer bereits angelaufenen Fehlentwicklung und nicht als deren Ursache gewertet; ein gesundes Kind in einer intakten Umgebung verarbeitet nichtgewalttätige sexuelle Erlebnisse mit Erwachsenen in der Regel ohne Folgen. Zu beachten ist allerdings die Rolle sekundärer Traumatisierungen (z. B. durch eine unangemessene Reaktion der Umgebung, wiederholte Aktualisierungen und isolierte Hervorhebungen solcher Erlebnisse durch polizeiliche Vernehmungen etc.), deren Stellenwert im vorliegenden Fall jedoch nicht sicher eingeschätzt werden kann. Gegen eine hohe Bedeutung des von Herrn G. geschilderten sexuellen Mißbrauchs bei der individuellen Entwicklung von Herrn G. spricht, daß er wiederkommende Erinnerungen an diese Ereignisse nicht in Zusammenhang mit Kontakt- oder Beziehungsstörungen (z. B. im Rahmen der Partnerschaft mit Frau B.) brachte, sondern daß er assoziativ allgemeine Schuldprojektionen (z. B. „daß gewisse Rote immer noch auf ihren Posten sitzen" wie im System der ehemaligen DDR) vorbrachte, was die Hypothese stützen könnte, daß Herr G. früher erlebtes Unrecht im Sinne einer aktuellen Schuldabwehr einsetzt.
Im Hinblick auf die gegen Herrn G. erhobenen Tatvorwürfe hat sich Herr G. in der Exploration, sofern die Handlungen überhaupt von ihm begangen worden seien, auf eine Amnesie berufen,

die er auf einen möglichen übermäßigen Alkoholkonsum zurückführt („im nüchternen Zustand wäre so etwas nicht zustande gekommen").

Sollte das Gericht zur Auffassung gelangen, daß Herr G. die in der Anklageschrift benannten strafbaren Handlungen begangen hat, wäre im Hinblick auf die strafrechtliche Verantwortlichkeit das Abhängigkeitssyndrom als „schwere andere seelische Abartigkeit" aufzufassen, die jedoch für sich genommen, d. h. ohne tataktuelle Alkoholisierung, nicht zu einer dauerhaften erheblichen Beeinträchtigung der Fähigkeit zum einsichtsgemäßen Handeln aus forensisch-psychiatrischer Sicht führt. Im Hinblick auf die zu den jeweiligen Tatzeitpunkten möglicherweise vorhandene Alkoholisierung liegen keine Bestimmungen der BAK oder genauere Angaben von Herrn G. zur jeweils vorher konsumierten Alkoholmenge vor, die eine Rückrechnung bzw. Abschätzung des Alkoholisierungsgrades ermöglichen würden. Insofern wird die forensisch-psychiatrische Beurteilung, inwieweit durch eine Alkoholisierung als „vorübergehende krankhafte seelische Störung" zu den jeweiligen Tatzeitpunkten eine Einschränkung der Fähigkeit zum einsichtsgemäßen Handeln gegeben war, im wesentlichen auf die Ergebnisse der Hauptverhandlung abstellen müssen.

Mangels des Vorliegens einer dauerhaften die Schuldfähigkeit beeinträchtigenden psychischen Störung kommt aus forensisch-psychiatrischer Sicht auch eine Unterbringung in einem psychiatrischen Krankenhaus nicht in Betracht. Im Hinblick auf die Unterbringung in einer Entziehungsanstalt ist das Kriterium des „Hanges" durch die sichere Diagnose der bei Herrn G. vorliegenden Alkoholabhängigkeit erfüllt. Sollte Herr G. die ihm vorgeworfenen strafbaren Handlungen begangen haben, wäre im Hinblick auf die Symptomatizität eine toxische Reizoffenheit bei einer höhergradigen Alkoholisierung, möglicherweise verbunden mit einer aggressiven Aufladung im Rahmen einer sexuellen Frustration in der Beziehung zu Frau B., zu diskutieren. Bezüglich der Legalprognose wäre zu berücksichtigen, daß die bei Herrn G. vorliegende süchtige Entwicklung unbehandelt fortbesteht und von Herrn G. selbst ein weiterer sozialer Abstieg („Leben unter den Brücken im Karton") antizipiert wird. Dabei kann es im Rahmen der zu erwartenden wiederholten Alkoholisierungen immer wieder zu Situationen der toxischen Reizoffenheit kommen, die etwa Körperverletzungshandlungen oder – im Rahmen der von Herrn G. genährten Hoffnung, Frau B. zurückzugewinnen – sexuelle Handlungen wie die in der Anklageschrift aufgeführten bedingen.

Im Hinblick auf die Behandlungsprognose ist zunächst die von Herrn G. demonstrierte Offenheit gegenüber seiner Alkoholproblematik und die Behandlungsbereitschaft zu erwähnen. Unter Berücksichtigung, daß Herr G. im Hinblick auf seine Alkoholabhängigkeit bislang keine Behandlung erfahren hat, keine deutlichen hirnorganischen Abbauzeichen aufweist, die süchtige Entwicklung noch nicht so weit fortgeschritten ist, daß von einer ausgeprägten Persönlichkeitsdepravation auszugehen wäre, und daß bei Herrn G. keine ausgeprägte kriminelle Identifikation vorliegt, sind aus forensisch-psychiatrischer Sicht hinreichend konkrete Anhaltspunkte dafür gegeben, daß eine Entziehungsbehandlung, sofern das Gericht eine Unterbringung gemäß § 64 StGB anordnet, nicht von vornherein aussichtslos erscheint.

Sollte das erkennende Gericht Herrn G. neben der Unterbringungsanordnung zu einer Freiheitsstrafe verurteilen, wäre aus forensisch-psychiatrischer Sicht nur dann eine Abweichung von der gesetzlich vorgegebenen Vollstreckungsreihenfolge indiziert, wenn die Länge der Freiheitsstrafe 3 Jahre übersteigen würde.

Zu weiteren Erörterungen wird die Hauptverhandlung Gelegenheit geben.

Die Erörterungen in der Hauptverhandlung werden in diesem Fall nähere Ausführungen zur Vollstreckungsreihenfolge umfassen müssen. Nach der aktuellen Gesetzeslage muß bei gleichzeitiger Anordnung einer Unterbringung und einer Freiheitsstrafe die Unterbringung zuerst vollzogen werden. Abweichungen hiervon sind nur zulässig, wenn durch Änderung in der Vollstreckungsreihenfolge (also teilweiser oder vollständiger Vorwegvollzug der Freiheitsstrafe) die Rehabilitation des Betroffenen besser gefördert werden kann. Dies ist im Einzelfall zu begründen.

Andere Unterbringungsformen

Einstweilige strafgerichtliche Unterbringung

Die einstweilige strafgerichtliche Unterbringung noch vor Rechtskraft eines Unterbringungsbeschlusses, d. h. in der Regel vor der Hauptverhandlung, ist in § 126a StPO geregelt.

> **§ 126a Einstweilige Unterbringung.**
> (1) Sind dringende Gründe für die Annahme vorhanden, daß jemand eine rechtswidrige Tat im Zustand der Schuldunfähigkeit oder verminderten Schuldfähigkeit (§§ 20, 21 des Strafgesetzbuches) begangen hat und daß seine Unterbringung in einem psychiatrischen Krankenhaus oder einer Entziehungsanstalt angeordnet werden wird, so kann das Gericht durch Unterbringungsbefehl die einstweilige Unterbringung in einer dieser Anstalten anordnen, wenn die öffentliche Sicherheit es erfordert.

Nicht zuletzt um einem eigentlich fehleingewiesenen Patienten besondere Beschwernisse im Rahmen einer möglicherweise nur aufgrund vager Anhaltspunkte angeordneten Unterbringung in einem psychiatrischen Krankenhaus zu ersparen, empfiehlt sich eine baldige Überprüfung der Einweisungskriterien durch die zuständige Klinik.

Strafgerichtliche Unterbringung eines Jugendlichen

Auch bei einem Jugendlichen kann, sofern die strafrechtliche Reife vorliegt, eine strafgerichtliche Unterbringung gemäß §§ 63, 64 StGB erfolgen, wenn die hierfür notwendigen Voraussetzungen vorliegen. Die Anwendbarkeit dieser Unterbringungsvorschriften regelt § 7 JGG.

> **§ 7 Maßregeln der Besserung und Sicherung.**
> Als Maßregeln der Besserung und Sicherung im Sinne des allgemeinen Strafrechts können die Unterbringung in einem psychiatrischen Krankenhaus oder einer Entziehungsanstalt, die Führungsaufsicht oder die Entziehung der Fahrerlaubnis angeordnet werden (§ 61 Nr. 1, 2, 4 und 5 des Strafgesetzbuches).

Sicherheitsverwahrung

> **§ 66 Unterbringung in der Sicherungsverwahrung.**
> (1) Wird jemand wegen einer vorsätzlichen Straftat zu zeitiger Freiheitsstrafe von mindestens zwei Jahren verurteilt, so ordnet das Gericht neben der Strafe die Sicherungsverwahrung an, wenn
> 1. der Täter wegen vorsätzlicher Straftaten, die er vor der neuen Tat begangen hat, schon zweimal jeweils zu einer Freiheitsstrafe von mindestens einem Jahr verurteilt worden ist,
> 2. er wegen einer oder mehrerer dieser Taten vor der neuen Tat für die Zeit von mindestens zwei Jahren Freiheitsstrafe verbüßt oder sich im Vollzug einer freiheitsentziehenden Maßregel der Besserung und Sicherung befunden hat und
> 3. die Gesamtwürdigung des Täters und seiner Taten ergibt, daß er infolge eines Hanges zu erheblichen Straftaten, namentlich zu solchen, durch welche die Opfer seelisch oder körperlich schwer geschädigt werden oder schwerer wirtschaftlicher Schaden angerichtet wird, für die Allgemeinheit gefährlich ist.
> (2) Hat jemand drei vorsätzliche Straftaten begangen, durch die er jeweils Freiheitsstrafe von mindestens einem Jahr verwirkt hat, und wird er wegen einer oder mehrerer dieser Taten zu zeitiger Freiheitsstrafe von mindestens drei Jahren verurteilt, so kann das Gericht unter der in Absatz 1 Nr. 3 bezeichneten Voraussetzung neben der Strafe die Sicherungsverwahrung auch ohne frühere Verurteilung oder Freiheitsentziehung (Absatz 1 Nr. 1 und 2) anordnen.

Bei der Unterbringung gemäß § 66 StGB ist ein Sachverständiger zuzuziehen, der neben der prognostischen Stellungnahme in der Regel mit der Fragestellung des Vorliegens einer „schweren anderen seelischen Abartigkeit" konfrontiert ist.

Begutachtung zu Lockerungs- und Entlassungsentscheidungen

Prognosegutachten werden zu Fragen von Vollzugslockerungen (z. B. erstmaliger unbegleiteter Ausgang bei Inhaftierten oder Maßregelvollzugspatienten) nur ausnahmsweise an einen institutionsunabhängigen Sachverständigen vergeben. Häufiger geschieht dies bei Entlassungsentscheidungen, auf die sich bei Inhaftierten die §§ 57/57 a StGB und bei Maßregelvollzugspatienten § 67 d StGB beziehen.

> **§ 57 a Aussetzung des Strafrestes bei lebenslanger Freiheitsstrafe.**
> (1) Das Gericht setzt die Vollstreckung des Rests einer lebenslangen Freiheitsstrafe zur Bewährung aus, wenn
> 1. fünfzehn Jahre der Strafe verbüßt sind,
> 2. nicht die besondere Schwere der Schuld des Verurteilten die weitere Vollstreckung gebietet und
> 3. die Voraussetzungen des § 57 Abs. 1 Satz 1 Nr. 2 und 3 vorliegen.

> **§ 57 Aussetzung des Strafrestes bei zeitiger Freiheitsstrafe.**
> (1) Das Gericht setzt die Vollstreckung des Restes einer zeitigen Freiheitsstrafe zur Bewährung aus, wenn
> 1. zwei Drittel der verhängten Strafe, mindestens jedoch zwei Monate, verbüßt sind,
> 2. verantwortet werden kann zu erproben, ob der Verurteilte außerhalb des Strafvollzugs keine Straftaten mehr begehen wird, und
> 3. der Verurteilte einwilligt.
> Bei der Entscheidung sind namentlich die Persönlichkeit des Verurteilten, sein Vorleben, die Umstände seiner Tat, sein Verhalten im Vollzug, seine Lebensverhältnisse und die Wirkungen zu berücksichtigen, die von der Aussetzung für ihn zu erwarten sind.

> **§ 67 d Dauer der Unterbringung.**
> (2) Ist keine Höchstfrist vorgesehen ... , so setzt das Gericht die weitere Vollstreckung der Unterbringung zur Bewährung aus, sobald verantwortet werden kann zu erproben, ob der Untergebrachte außerhalb des Maßregelvollzugs keine rechtswidrigen Taten mehr begehen wird. Mit der Aussetzung tritt Führungsaufsicht ein.

Die Unterbringung in einem psychiatrischen Krankenhaus gemäß § 63 StGB ist zeitlich unbefristet und wird auf ihre Notwendigkeit hin mindestens jährlich überprüft. Die Unterbringung gemäß § 64 StGB in einer Entziehungsanstalt ist auf 2 Jahre befristet und wird mindestens in halbjährlichem Abstand überprüft. Die Sicherungsverwahrung gemäß § 66 StGB ist bei der ersten Anordnung auf 10 Jahre befristet, bei der zweiten unbefristet mit mindestens 2jährlicher Überprüfungsfrist. Die Überprüfung richtet sich dabei nach der in § 67 d StGB festgeschriebenen Erprobungsformel.
Bei der gutachterlichen Bearbeitung prognostischer Fragestellungen sind verschiedene Prognosemethoden üblich, die aufgrund ihrer Übergänge in der Praxis nur idealtypisch trennbar sind:

Statistische Methode. Hier greift man auf Merkmalstafeln zurück, die aus Verlaufsstudien ermittelte rückfallbegünstigende Faktoren auflisten.

Intuitive Prognose. Darunter versteht man die nach einem unsystematischen Gesamteindruck der Täterpersönlichkeit (einschließlich Aktenstudium, gefühlsmäßige Erfassung bei der persönlichen Begegnung) ohne expliziten Einbezug von Fachwissen erstellte Verhaltensvorhersage.

Klinische Prognose. Unter Berücksichtigung verschiedener Dimensionen der klinischen Praxis werden für den Einzelfall relevante Faktoren erfaßt und gewichtet.

Tabelle 8 Klinische Prognose kriminellen Verhaltens (aus Rasch, W.: Forensische Psychiatrie. Kohlhammer, Stuttgart 1986)

Dimension	Anhaltspunkte für eher *ungünstige* Prognose	Anhaltspunkte für eher *günstige* Prognose
Bekannte Kriminalität, Auslösetat bzw. -taten	Kriminalität ist auf grundlegende Persönlichkeitsmerkmale zurückzuführen oder auf eine psychopathologische Entwicklung oder auf eine chronische psychotische Erkrankung; sie entspricht einem eingeschliffenen Verhaltensmuster	Kriminalität ist Resultat lebensphasischer Bedingungen oder eines schicksalshaften Konfliktes oder einer aktuellen Situation oder einer flüchtigen psychotischen Episode es bestand eine hochspezifische Täter-Opfer-Beziehung; die strafbaren Handlungen entstanden aus der Gruppendynamik der Mittäterschaft
	der zur Tatzeit wirksame Einfluß von Alkohol oder Drogen beruht auf einer süchtigen Bindung	das kriminelle Verhalten stand im Zusammenhang mit einer Alkohol- oder Medikamentenintoxikation ohne gleichzeitige süchtige Bindung
Persönlichkeitsquerschnitt, aktueller Krankheitszustand	Befunde, die auf hohe psychische Abnormität hinweisen, insbesondere auf hohe Störbarkeit, geringe Frustrationstoleranz, Depressivität, geringes Selbstwertgefühl, Impulsivität, Augenblickshaftung produktiv-psychotische Symptomatik mit Bezug zum Tatthema hohes Suchtpotential, sofern kriminelles Verhalten auf Sucht zurückzuführen war Konversionssymptomatik (psychosomatische Beschwerden)	keine Verhaltensauffälligkeiten oder Testbefunde, die auf psychische Abweichungen hinweisen, die zu dem spezifischen kriminellen Verhalten disponieren. gute Remission einer zur Tatzeit vorhandenen psychotischen Symptomatik keine Hinweise auf Inhalte, die bei den strafbaren Handlungen von Bedeutung waren guter körperlicher Allgemeinzustand
Zwischenanamnese, Verlauf während eines Freiheitsentzugs	weitere ähnliche Straftaten oder Versuche keine Einsicht in eigene Probleme, Tendenz zur Bagatellisierung Unmöglichkeit, sich der speziellen Problematik zu nähern	keine weiteren ähnlichen Straftaten Fehlen strafbarer Handlungen während längerer Zeit der Entweichung aus der Haft oder der Unterbringung komplikationslose Beurlaubungen aus dem Freiheitsentzug
	Verweigerung therapeutischer Angebote (soweit Therapie indiziert ist)	Aufgeschlossenheit gegenüber Therapie Bindungen an einen Therapeuten oder eine entsprechende Bezugsperson (z. B. Bewährungshelfer)
	mehrfache Therapieabbrüche impulsive Handlungen bei Verlaufskontrolle in den psychologischen Tests keine positive Entwicklung	Impulskontrolle bei Verlaufskontrollen zeigen psychologische Tests eine konstante Entwicklung in Richtung von Normalisierung
Perspektiven, Außenorientierung	Fehlen realistischer Zukunftspläne, überhöhte Erwartungen problematische Wohnverhältnisse keine Aussicht auf Arbeit fehlende oder instabile soziale Beziehungen, insbesondere zum Partner Rückkehr in pathogene Familienverhältnisse	gute soziale Kontakte (Partner, Verwandte, Freunde, Freundschaften) Wohnung Arbeitsstelle Fortsetzung der Therapie, Bindung an einen Therapeuten frühzeitiger Kontakt mit dem Bewährungshelfer

Erfahrene Prognostiker bezweifeln mitunter die – zur Zeit noch nicht erreichte – Möglichkeit, durch wissenschaftliche Methoden zu einer verläßlichen Kriminalprognose zu gelangen, zumal als echt „gefährlich" erachtetes Verhalten (schwere Gewaltdelikte) insgesamt nur mit einer niedrigen Basiswahrscheinlichkeit vorkommt.
Bei psychisch gestörten Probanden ist zu beachten, daß im Einzelfall keine zwingende Assoziation zwischen Störungs-/Krankheits- und Legalprognose besteht. Vielmehr sollten gewissermaßen als Basisstandard in jedem Fall Dimensionen berücksichtigt werden, wie sie von Rasch (1986) in Tab. 8 zusammengestellt wurden.

Begutachtung von Jugendlichen und Heranwachsenden

Strafrechtliche Verantwortlichkeit

Die strafrechtliche Verantwortlichkeit von Jugendlichen ist in § 3 JGG geregelt. Wird eine solche verneint, kommt es erst gar nicht zu Strafzumessungsüberlegungen gemäß §§ 20, 21 StGB.

> **§ 3 JGG Verantwortlichkeit.**
> Ein Jugendlicher ist strafrechtlich verantwortlich, wenn er zur Zeit der Tat nach seiner sittlichen und geistigen Entwicklung reif genug ist, das Unrecht der Tat einzusehen und nach dieser Einsicht zu handeln. Zur Erziehung eines Jugendlichen, der mangels Reife strafrechtlich nicht verantwortlich ist, kann der Richter dieselben Maßnahmen anordnen wie der Vormundschaftsrichter.

Zu prüfen ist, ob Aufnahme-, Unterscheidungs- und Zuordnungsfähigkeit sowie die soziale Orientierung bereits ausreichen, um zu erkennen, daß ein bestimmtes Verhalten sich gegen schutzwürdige Interessen anderer Menschen oder der Gemeinschaft richtet und ob die bisherige Entwicklung bereits zu ausreichenden und wirksamen Gegenvorstellungen (u.a. von der Notwendigkeit rechtmäßigen Handelns), zu Gewohnheiten und Erfahrungen führen konnte, die es ermöglichen, das rechtswidrige Verhalten zu unterlassen. Fehlende strafrechtliche Verantwortlichkeit im Sinne des § 3 JGG dürfte in der Regel nur in Extremsituationen vorliegen, in denen eine altersgerechte Sozialisation nicht stattfinden konnte, etwa bei einer Kriegssituation oder langdauernder sozialer Isolierung.

Jugendreife

Dieser Problembereich betrifft die Fragestellung an den Gutachter, ob der heranwachsende Beschuldigte zum Tatzeitpunkt eher einem Jugendlichen gleichzustellen ist. Die gesetzliche Grundlage stellt § 105 JGG dar. Wird der Heranwachsende einem Jugendlichen gleichgestellt, beträgt das Höchstmaß der Jugendstrafe für ihn 10 Jahre.

> **§ 105 JGG Anwendung des Jugendstrafrechts auf Heranwachsende.**
> (1) Begeht ein Heranwachsender eine Verfehlung, die nach den allgemeinen Vorschriften mit Strafe bedroht ist, so wendet der Richter die für einen Jugendlichen geltenden Vorschriften der §§ 4–8, 9 Nr. 1, §§ 10, 11 und 13–32 entsprechend an, wenn
> 1. die Gesamtwürdigung der Persönlichkeit des Täters bei Berücksichtigung auch der Umweltbedingungen ergibt, daß er zur Zeit der Tat nach seiner sittlichen und geistigen Entwicklung noch einem Jugendlichen gleichstand, oder
> 2. es sich nach der Art, den Umständen, oder den Beweggründen der Tat um eine Jugendverfehlung handelt.

Folgende nicht unumstrittene, aber im Rahmen einer Gesamtbetrachtung für die Orientierung praktikablen Reifekriterien (Esser u. Mitarb. 1991) sind zu berücksichtigen:

■ Reifekriterien

Realistische Lebensplanung
Die Beurteilung der Lebensplanung besteht aus 2 Teilen (Berufswahl und Partnerschaft/Familie). Für die berufliche Lebensplanung ergeben sich unterschiedliche Kriterien für Berufstätige und Schüler. Bei der Diskrepanz zwischen der Reifebeurteilung aus Berufswahl und Partnerschaft/Familie wird der Mittelwert gebildet.

Berufswahl:
- aktive zukunftsorientierte Entscheidung
- Berücksichtigung eigener Fähigkeiten/Interessen
- Berücksichtigung von Realisierbarkeit
- Kompetenzen zur Veränderung bei Fehlentscheidung.

Berufstätige:
- Kindlich: Berufswahl ausschließlich nach subjektiven Valenzen (Spaß); Berufsziel nicht realisierbar, Ausbildung wird nicht durchgehalten.
- Jugendlich: Berufsausbildung begonnen, wird durchgeführt, nicht ohne Alternative abgebrochen; berufliche Tätigkeit entspricht nicht eigenen Fähigkeiten/Interessen; Alternativen nicht klar.
- Heranwachsend: Berufsausbildung begonnen und ernsthaft ausgeführt; Berufswahl stimmt mit eigenen Fähigkeiten/Interessen überein; falls nicht, können Veränderungen selbständig herbeigeführt werden.
- Erwachsen: Berufsausbildung wird ernsthaft betrieben; Berufswahl stimmt mit eigenen Fähigkeiten/Interessen überein, aus der aktuellen Tätigkeit werden weiterführende Ziele in der Zukunft abgeleitet.

Schüler:
- Kindlich: keine berufsbezogene Vorstellung; Orientierung an Lustgewinn in der Gegenwart.
- Jugendlich: Berufsziel vage; Orientierung an Schule als Voraussetzung für Beruf.
- Heranwachsend: Berufsziel (auch Studium) gewählt in Übereinstimmung mit Fähigkeiten und Interessen; realisierbar.
- Erwachsen: Berufsziel gewählt in Übereinstimmung mit Fähigkeiten und Interessen, realisierbar; Freizeitbeschäftigung oder außerschulische Weiterbildung sind bereits auf die spätere berufliche Tätigkeit bezogen.

Planung von Partnerschaft/Familie:
- Erfahrung mit Freundschaften/Partnerschaften,
- Fähigkeit, zeitlich übergreifendere Perspektiven zu sehen,
- Planung unter Berücksichtigung interner und externer Voraussetzungen.

- Kindlich: keine Vorstellung in diesem Bereich und noch nie Freund/in gehabt.
- Jugendlich: es bestehen Erfahrungen mit Freundschaften/Partnerschaften, Vorstellungen über Ziele für Partnerschaft/Familie existieren jedoch noch nicht oder noch nie Freund/in gehabt, realistische Reflexion über dieses Thema hat aber stattgefunden oder es besteht Partnerschaft; es werden Bindungen eingegangen, die den internen und externen Voraussetzungen nicht gerecht werden.
- Heranwachsend: es bestehen Erfahrungen mit Partnerschaften und es liegen realisierbare Vorstellungen über Ziele für Partnerschaft/Familie vor.

- Erwachsen: es bestehen Erfahrungen mit Partnerschaften; Partnerschaft wird verantwortungsvoll gelebt; aus der gegenwärtigen Beziehung werden realisierbare Pläne für die Zukunft abgeleitet.

Eigenständigkeit im Verhältnis zu den Eltern

Kriterien:
- Ablösung von den Eltern
- Aufbau eines eigenen Wertsystems
- Unabhängigkeit vom Urteil der Eltern.

- Kindlich: Ablösung ist noch nicht thematisiert; Eltern-Kind-Beziehung ist sehr eng; Konzepte und Werthaltungen der Eltern werden nicht hinterfragt.
- Jugendlich: Ablösung ist aktuelles Thema; Konzepte und Werte der Eltern werden allmählich hinterfragt; Auseinandersetzungen betreffen Bestreben nach mehr Freiheit.
- Heranwachsend: Ablösung ist weitgehend vollzogen; Konzepte und Werte der Eltern werden kritisch reflektiert, eigene Konzepte und Werte allmählich entwickelt; die Orientierung bei eigenen Plänen und Entscheidungen erfolgt zunehmend an eigenen Werten ausgerichtet.
- Erwachsen: Ablösung ist vollzogen, eigenes Handeln erfolgt selbstbestimmt, elterliche Einflüsse spielen keine Rolle, auch andere Erwachsene haben diese Funktion nicht übernommen.

Eigenständigkeit im Verhältnis zu Gleichaltrigen/Partnern

Kriterien:
- Streben nach persönlicher Autonomie, d. h. Unabhängigkeit vom Urteil der anderen,
- Erwerb eines eigenen Wertsystems, das handlungsleitend ist.

- Kindlich: Freundschaften sind durch intensive Abhängigkeit gekennzeichnet; das Wertsystem der/des anderen wird vollständig übernommen.
- Jugendlich: in Freundschaftsbeziehungen wird die Rolle des Mitläufers übernommen, innerhalb der Beziehung/der Gruppe werden weitgehend die Werte der/des anderen übernommen.
- Heranwachsend: Freundschaftsbeziehungen sind ausgewogen; ein eigenes Wertsystem wird allmählich handlungsleitend und kann auch gegen die Meinung der Gruppe verteidigt werden.
- Erwachsen: es besteht weitgehende Autonomie gegenüber sozialen Beziehungen; Handlungen werden überwiegend am eigenen Wertsystem orientiert; in sozialen Beziehungen mit anderen Heranwachsenden wird meist eine dominierende Rolle eingenommen.

Ernsthafte Einstellung zu Arbeit und Schule

Kriterien:
- Stabilität in der Erfüllung der Anforderungen,
- Einbindung von Schule/Beruf in persönlichem Sinnzusammenhang.

- Kindlich: Schule/Beruf haben untergeordnete Bedeutung; den Anforderungen wird sehr unregelmäßig nachgekommen.
- Jugendlich: Schule/Beruf werden als „notwendiges Übel" betrachtet; Anforderungen wird regelmäßig nachgekommen.
- Heranwachsend: Schule/Beruf sind eingebettet in persönlichen Sinnzusammenhang (Identifikation mit der Tätigkeit); Anforderungen wird regelmäßig nachgekommen.

- Erwachsen: Schule/Beruf sind eingebettet in persönlichen Sinnzusammenhang; über objektive Anforderungen hinaus wird zusätzliches Engagement erbracht; über den aktuellen Bezug hinaus werden Zukunftsperspektiven mit der Tätigkeit verbunden.

Äußerer Eindruck

Kriterien:
- Erster Gesamteindruck unter besonderer Berücksichtigung des Gesichtes, aber auch Figur und Größe.

- Kindlich: entspricht äußerlich einem noch nicht 14jährigen
- Jugendlich: entspricht äußerlich einem 14- bis 17jährigen
- Heranwachsend: entspricht äußerlich einem 18- bis 20jährigen
- Erwachsen: wirkt äußerlich wie ein Erwachsener.

Realistische Alltagsbewältigung

Kriterien:
- Aktive Strukturierung unter Berücksichtigung objektiver Anforderungen und eigener Interessen.

- Kindlich: Alltagsgestaltung ist ausschließlich am Lustprinzip orientiert; objektiven Anforderungen wird nicht nachgekommen.
- Jugendlich: objektiven Anforderungen (z.B. Schule/Beruf) wird nachgekommen, der übrige Alltag wird nach dem Lustprinzip gestaltet.
- Heranwachsend: objektive Anforderungen aus Schule/Beruf und sozialen Beziehungen werden mit eigenen Interessen koordiniert; Alltagsschwierigkeiten können angemessen bewältigt werden.
- Erwachsen: objektive Anforderungen aus Schule/Beruf und sozialen Beziehungen werden mit eigenen Interessen koordiniert; Alltagsschwierigkeiten können angemessen bewältigt werden; über übliche Anforderungen hinaus werden zusätzliche Anforderungen adäquat bewältigt (wie z.B. sportliches, künstlerisches oder soziales Engagement).

Alter der Freunde

Kriterien:
- Als Freunde gelten Peers und Partner, zu denen persönlicher (nicht beruflicher, schulischer) Kontakt mindestens einmal pro Woche besteht. Bei stark divergierendem Alter der Peer group zählen die Hauptkontaktpersonen (= engsten Beziehungen). Deutlich ältere Kontaktpersonen gelten nur, wenn die Beziehungen zu ihnen weitgehend gleichberechtigt ist.

- Kindlich: Freunde bzw. Hauptkontaktpersonen sind erheblich jünger (im Kindesalter) oder erheblich älter und die Beziehung ist nicht weitgehend durch Gleichberechtigung geprägt oder es existieren keinerlei Freunde.
- Jugendlich: Freunde bzw. Hauptkontaktpersonen sind ≥ 2 Jahre jünger.
- Heranwachsend: Freunde bzw. Hauptkontaktpersonen sind gleichaltrig.
- Erwachsen: Freunde bzw. Hauptkontaktpersonen sind ≥ 2 Jahre älter und die Beziehung ist von Gleichberechtigung geprägt.

Bindungsfähigkeit

Kriterien:
- Aufrechterhaltung von Beziehungen zu Freunden oder dem Partner über längeren Zeitraum (≥ 12 Monate),

- Vorherrschen von Offenheit, Vertrauen und Gleichberechtigung in der Beziehung (d. h. auch persönliche Probleme können in der Beziehung offen erörtert werden).
  - Kindlich: verfügt über keine bzw. nur über oberflächliche Beziehung oder rasch wechselnde Beziehungen.
  - Jugendlich: es bestehen Kontakte auch über einen längeren Zeitraum, in den Beziehungen fehlt Offenheit, Vertrauen oder Gleichberechtigung.
  - Heranwachsend: es bestehen Kontakte auch über einen längeren Zeitraum; zumindest zu einer Person besteht offene, vertrauensvolle und gleichberechtigte Beziehung.
  - Erwachsen: es bestehen stabile Beziehungen bereits über einen längeren Zeitraum; Beziehungen sind durch Offenheit, Vertrauen und Gleichberechtigung gekennzeichnet; auch mit einem Sexualpartner besteht oder bestand eine stabile Beziehung.

Integration von Eros und Sexus

Kriterien:
- Aufrechterhaltung intimer Beziehungen über einen längeren Zeitraum,
- Sexual- und Liebespartner(in) sind identisch.
  - Kindlich: keine Erfahrungen in der Aufnahme intimer Beziehungen.
  - Jugendlich: vorhandene Liebesbeziehung oder Sexualverkehr oder Sexualverkehr ohne Liebesbeziehung oder Liebesbeziehung mit Sexualverkehr endete vor mehr als 12 Monaten.
  - Heranwachsend: es besteht eine Liebesbeziehung (seit 3 Monaten) mit Sexualverkehr.
  - Erwachsen: es besteht eine stabile Partnerschaft über mehr als 12 Monate, die einer eheähnlichen Gemeinschaft entspricht.

Konsistente, berechenbare Stimmungslage

Kriterien:
- Konsistente, ausgeglichene Stimmung ohne heftige Stimmungswechsel (Wutanfälle oder depressive Verstimmungen) aus geringfügigem Anlaß.
  - Kindlich: hohe emotionale Labilität mit täglichen Wutanfällen oder depressiven Verstimmungen aus nichtigen Anlässen.
  - Jugendlich: noch deutliche emotionale Labilität mit wöchentlich auftretenden Wutanfällen oder depressiven Verstimmungen aus nichtigen Anlässen.
  - Heranwachsend: emotional stabil mit nur seltenen situationsunangemessenen emotionalen Reaktionen.
  - Erwachsen: meist besonnene, reflektierte Reaktionen auch in schwierigen Situationen.

Haft-, Vernehmungs- und Verhandlungsfähigkeit

Haftfähigkeit. Deren Beurteilung orientiert sich an § 455 StPO. Bei der gutachterlichen Beurteilung sind Art, Schwere und Auswirkungen der psychischen Störung, Behandlungsindikation und -methoden auszuführen.

§ 455 StPO Vollstreckungsaufschub wegen Vollzugsuntauglichkeit.
(1) Die Vollstreckung einer Freiheitsstrafe ist aufzuschieben, wenn der Verurteilte in Geisteskrankheit verfällt.
(4) Die Vollstreckungsbehörde kann die Vollstreckung einer Freiheitsstrafe unterbrechen, wenn
1. der Verurteilte in Geisteskrankheit verfällt,...
und zu erwarten ist, daß die Krankheit voraussichtlich für eine erhebliche Zeit fortbestehen wird. Die Vollstreckung darf nicht unterbrochen werden, wenn überwiegende Gründe, namentlich der öffentlichen Sicherheit entgegenstehen

Vernehmungsfähigkeit. Dies bedeutet in der Lage zu sein, der Vernehmung folgen zu können, Fragen in ihrem Sinngehalt aufzunehmen und in freier Willensentschließung und Willensbetätigung Antworten und Erklärungen in verständlicher Form abzugeben. Vernehmungen sind aufgrund der gesetzlichen Bestimmungen des § 136a StPO untersagt, wenn der Beschuldigte nicht mehr in der Lage ist, frei über seine Aussage, ihren Umfang und ihren Inhalt zu entscheiden; verboten ist das Beeinträchtigen der Willensfreiheit durch Vernehmungen bis zur Erschöpfung der Willenskraft oder unter Ausnutzung eines solchen Zustandes. Dabei werden an den Begriff der Vernehmungsfähigkeit oft geringere Mindestanforderungen gestellt als an den Begriff der Verhandlungsfähigkeit. Optimale Konzentration, attentes Erkennen von Fangfragen, stabile Widerstandsfähigkeit gegen Überführungsversuche gelten nicht als erforderlich, wohl aber schlichte Aufnahme- und Antwortfähigkeit; dies wird auch als die Fähigkeit zu inhaltlich geordneter Kommunikation definiert. Die Zeugenaussage stellt Anforderungen an das Wahrnehmen, Erinnern und die Diktion; bei der Beschuldigtenvernehmung handelt es sich um ein kritisch wertendes Aussagen, das die Wiedergabe des Erinnerten mit der aktuellen ebenso wie mit der überdauernden Interessenlage abstimmt. Die im Zusammenhang mit Ermüdungszuständen auftretende Frage der Vernehmungsfähigkeit läßt sich anhand von Tab. 9 abschätzen.

Verhandlungsfähigkeit. Im strafprozessualen Sinn bedeutet dies nach allgemeiner Auffassung in Rechtsprechung und Schrifttum, daß der Angeklagte in der Lage sein muß, seine Interessen in und außerhalb der Verhandlung vernünftig wahrzunehmen, die Verteidigung in verständiger und verständlicher Weise zu führen sowie Prozeßerklärungen abzugeben und entgegenzunehmen. Gutachterlich sind psychiatrische Diagnose, Therapiemöglichkeiten, Auswirkungen der psychischen Störung auf die Hauptverhandlungsteilnahme im Hinblick auf Belastbarkeit und gesundheitliche Gefährdung sowie Möglichkeiten einer Modifikation des üblichen Verhandlungsablaufes (z.B. häufigere Verhandlungspausen, Teilnahme eines Arztes etc.) zu diskutieren.

1 Grundbegriffe forensisch-psychiatrischer Gutachtertätigkeit im Strafrecht

Tabelle **9** Anhaltspunkte zur Erfassung von Ermüdungszuständen

Informationsquelle	Anhaltspunkt/Symptom
Anamnestische Angaben des Beschuldigten	**Schwierigkeiten:** • sich zu konzentrieren • sich zu erinnern • alles mitzubekommen • Gedanken zusammenzuhalten, klar zu denken **Erleben und Stimmung:** • mürrisch, gleichgültig, gereizt • Bedürfnis nach Ruhe, Abschalten, Schlaf **körperliche Beschwerden:** • Kopfschmerzen • Übelkeit • Gleichgewichtsstörungen • Augenmißempfindungen • Sensibilitätsstörungen • Schweißausbrüche
Zeugen und Tonbandprotokolle: Veränderungen gegenüber der Ausgangslage	**neurologisch:** • *Motorik:* 　– Verlangsamung der Willkürbewegungen der Extremitäten 　– Abschlaffung der Körperhaltung 　– Koordinationsstörungen (z. B. Stolpern) 　– Doppelbilder 　– Schielen 　– Nystagmus 　– feinschlägiger Tremor • *Sprache:* 　– Verlangsamung (z. B. schleppender Tonfall) 　– verwaschen-undeutlicher werdende Artikulation 　– kraftlos-leiser werdende Sprechweise 　– eintönig werdende Modulation **psychopathologisch:** • sprachlicher Ausdruck (Kontaminationen, Agglutinationen) • formale Denkstörungen (Ideenflucht, Perseveration) • Stimmungsveränderungen (gleichgültig, stumpf, apathisch, gereizt-mißmutig, euphorisch) • Versanden des personalen Antriebs • Orientierungsstörungen • Wahrnehmungsstörungen (Beziehungsideen, Pseudohalluzinationen, Halluzinationen) **Reaktionen in der Interaktion:** • Abnahme von Nebensätzen, Erläuterungen, Detaillierungen, Reflexionen • verzögert-verlangsamte Antwortreaktionen/Reaktionszeitverlängerungen • häufiges Nachfragen, weil Frage nicht verstanden • Fehlleistungen (gehäuftes Verhören, Versprechen) • Vorbeireden an Fragen • einförmige Ja-/Neinantworten/asyntaktische Äußerungsformen • vorübergehende geistige Abwesenheit (z. B. mit Bitte um Fragewiederholung) **psychophysische Reaktionen:** • hypotone Kreislaufschwäche (z. B. kalter Schweiß, Schwächezustände, Übelkeit, Kopfschmerzen) • Mikroschlafattacken

2 Grundbegriffe forensisch-psychiatrischer Gutachtertätigkeit im Zivilrecht

Einleitung und Überprüfung einer Betreuung

Betreuung als staatlicher Beistand in Form von tatsächlicher und Rechtsfürsorge ist ein komplexes Rechtsinstitut, das seiner Funktion nach an die Stelle von Entmündigung und Vormundschaft sowie der Gebrechlichkeitspflegschaft getreten ist. Im Gegensatz zu der früher notwendigen Kombination von Entmündigung und Vormundschaft enthält die Anordnung der Betreuung keine Entscheidung über die Geschäftsfähigkeit des Betreuten, kann diese aber gleichwohl berühren, denn der Betreuer ist in seinem Aufgabenkreis gesetzlicher Vertreter des Betreuten. Die Voraussetzungen der Betreuerbestellung sind im § 1896 BGB geregelt.

> **§ 1896**
> (1) Kann ein Volljähriger aufgrund einer psychischen Krankheit oder körperlichen, geistigen oder seelischen Behinderung seine Angelegenheiten ganz oder teilweise nicht besorgen, so bestellt das Vormundschaftsgericht auf seinen Antrag oder von Amts wegen für ihn einen Betreuer. Den Antrag kann auch ein Geschäftsunfähiger stellen. Soweit der Volljährige auf Grund einer körperlichen Behinderung seine Angelegenheiten nicht besorgen kann, darf der Betreuer nur auf Antrag des Volljährigen bestellt werden, es sei denn, daß dieser seinen Willen nicht kundtun kann.
> (2) Ein Betreuer darf nur für Aufgabenkreise bestellt werden, in denen die Betreuung erforderlich ist. Die Betreuung ist nicht erforderlich, soweit die Angelegenheiten des Volljährigen durch einen Bevollmächtigten oder durch andere Hilfen, bei denen kein gesetzlicher Vertreter bestellt wird, ebenso gut wie durch einen Betreuer besorgt werden können.
> (3) Als Aufgabenkreis kann auch die Geltendmachung von Rechten des Betreuten gegenüber seinem Bevollmächtigten bestimmt werden.
> (4) Die Entscheidung über den Fernmeldeverkehr des Betreuten und über die Entgegennahme, das Öffnen und das Anhalten seiner Post werden vom Aufgabenkreis des Betreuers nur dann erfaßt, wenn das Gericht dies ausdrücklich angeordnet hat.

Wird ein Sachverständiger mit der Begutachtung zur Frage der Voraussetzungen einer Betreuerbestellung beauftragt, hat er zunächst das Vorliegen der Eingangsmerkmale (psychische Krankheit, körperliche, geistige oder seelische Behinderung) zu prüfen. Als psychische Krankheiten gelten endogene und exogene Psychosen, Abhängigkeitserkrankungen, Neurosen und Persönlichkeitsstörungen. Geistige Behinderungen sind angeborene oder frühzeitig erworbene Intelligenzdefekte verschiedener Schweregrade. Seelische Behinderungen, die gewissermaßen eine Auffang- oder Restkategorie etablieren, sind bleibende Beeinträchtigungen als Folge psychischer Krankheiten oder auf Altersabbau beruhend. Als körperliche Behinderung käme etwa eine amyotrophe Lateralsklerose in Betracht.

Eine weitere Voraussetzung der Betreuerbestellung besagt, daß der Volljährige ganz oder teilweise seine Angelegenheiten nicht zu besorgen vermag, wobei der psychische Zustand hierfür verantwortlich erscheinen muß. Dogmatisch umstritten ist, ob es sich hier um eine Kausalbeziehung handelt oder ob hier eine wertende Zuordnung stattfindet. Zur Beurteilung ist jedenfalls das gesamte Behinderungsbild mehrdimensional darzustellen, also die psychischen, physischen und sozialen Beeinträchtigungen sowie deren Auswirkungen in den verschiedenen Lebensbereichen. Die Prüfung, welche Angelegenheiten aus der Sicht des Betroffenen überhaupt regelungsbedürftig sind, erfordert die Beschreibung der konkreten Lebensverhältnisse mit den relevanten biographischen Hintergründen (z.B. berufliche Situation, Art der Bestreitung des Lebensunterhalts, bisherige biographische Entwicklung). Neben einer Defizitanalyse soll auch geprüft werden, in welchen Bereichen Kompetenzen erhalten sind, die dem Betroffenen die Besorgung seiner Angelegenheiten ermöglichen. Dabei sind die Mobilisierung von Coping-Ressourcen und denkbaren Alternativen zur Errichtung einer Betreuung, etwa bei der Analyse des sozialen Umfelds, zu berücksichtigen. Zur Prüfung der Erforderlichkeit einer Betreuung wurde von Crefeld ein Orientierungsraster als Operationalisierungshilfe vorgeschlagen (Tab. **10**). Die im Gutachten erforderliche Prognose hat mögliche und notwendige Rehabilitationsmaßnahmen

Tabelle **10** Prüfung der Erforderlichkeit einer Betreuung (nach Crefeld)

1. Wie würden Sie bzw. wieweit können Sie überhaupt die betroffene Person z.B. einem Ihrer Freunde beschreiben?
2. Was sind Anliegen und Beweggründe des Verfahrensveranlassers?
3. Inwieweit besteht eine Behinderung; Beschreibung des individuellen Behinderungsbildes:
   - Das gesundheitliche Schadensbild („impairment"): Beeinträchtigung oder Verlust von normalerweise vorhandenen physischen, psychischen oder geistigen Strukturen und Funktionen (entspricht etwa einer sog. „medizinischen Diagnose").
   - Funktionelle Einschränkungen aufgrund des Schadensbildes („disability") (z.B. Gehstörungen, Blindheit, Unfähigkeit zum Treppensteigen, Störung des Antriebs, bestimmter intellektueller Problemlösefähigkeiten, der Merkfähigkeit, der zwischenmenschlichen Beziehungsfähigkeit, der Konzentrationsfähigkeit, Einschränkung des sozialen Kontaktes infolge Entstellung oder chronischer Schmerzzustände).
   - Sich daraus ergebende Beeinträchtigungen im sozialen Feld (die derzeitige Lebenslage, insbesondere drohende oder manifeste Gefährdungen seiner Rechte und persönlichen Bedürfnisse) („handicaps"):
     - Wohnen (Essen, Schlafen, Körperpflege, Sexualität usw.), Recht auf Privatbereich.
     - Arbeit (materielle Sicherung, Selbstverwirklichung).
     - Freizeit (Bedürfnis nach sozialer Kommunikation, Aktivitäten usw.).
4. Bewältigungsmöglichkeiten für die Behinderung (Coping):
   - Genutzte oder bisher ungenutzte Möglichkeiten und Fähigkeiten des Behinderten, die sich aus seiner Persönlichkeit, Lebenserfahrung und Biographie ergeben.
   - Sein soziales Netzwerk und dessen (Dys-?)Funktionalität in bezug auf den Betroffenen.
   - Vorhandene materielle Sicherung seiner Bedürfnisse; Ansprüche gegenüber Dritten; Ansprüche oder Zugriffe anderer.
   - Verbleibender professioneller Interventionsbedarf (z.B. medizinische oder soziale Dienste) nach Maßgabe der Grundrechtsnormen und der Bedürfnisnormen des Sozialgesetzbuches.
5. Lösungen im Hinblick auf die im letzten Punkt unter 4. genannten Hilfeerfordernisse (Inanspruchnahme sozialer Unterstützungen – persönliche Hilfen, Geld- und Sachleistungen – und der Angebote von Dienstleistungsberufen):
   - Konzept zur Sicherung der persönlichen Bedürfnisse und Grundrechte (Sorge um die Person): „Rehabilitations- und Pflegeplan".
   - Lösung für evtl. Vermögensprobleme.
   - Soweit die Lösungen in den 2 vorstehenden Punkten Grundrechtseingriffe beinhalten, Begründung dafür und Aufzeigen der tatsächlich zu erwartenden Regelungsdefizite bzgl. der Personen- oder Vermögenssorge, wenn kein Beistand bestellt wird.

zu berücksichtigen, z.B. bei geistig Behinderten konkrete Förderungsmaßnahmen zu benennen. Damit erhält auch der Betreuer wichtige Anhaltspunkte zur inhaltlichen Gestaltung der Betreuung.
Bei der Einrichtung einer Betreuung gilt der Erforderlichkeitsgrundsatz. Ergibt beispielsweise ein Gutachten, daß der Betroffene infolge von inhaltlichen Denkstörungen nicht in der Lage ist, sinnvolle Handlungen bzgl. seiner Mietwohnung und deren Räumung zu vollziehen, so ist eine Betreuung lediglich für die Vertretung im laufenden Mietprozeß möglich, während eine Betreuung mit den Wirkungskreisen Aufenthaltsbestimmung, Zuführung zur ärztlichen Behandlung sowie der Vermögenssorge nicht gerechtfertigt ist, wenn in dem fachärztlichen Gutachten für diese weit umfassenderen Wirkungskreise eine Diskussion der Betreuungsbedürftigkeit fehlt. Das bedeutet für den Sachverständigen, daß die Aufgabenkreise so konkret wie möglich angegeben werden müssen. Aus dem Erforderlichkeitsgrundsatz folgt auch, daß ein Betreuer nicht bestellt werden darf, wenn kein Handlungsbedarf besteht, weil eine konkret bezeichnete Angelegenheit kein Tätigwerden verlangt: so kann ein Vermögensbetreuer nur dann bestellt werden, wenn ein Vermögen vorhanden ist oder regelmäßige Einkünfte erzielt werden.
Als Aufgabenkreise eines Betreuers gelten etwa: „Aufenthaltsbestimmung", „Sorge für die Gesundheit" bzw. konkreter „Zustimmung zu ärztlichen Maßnahmen", „Vertretung gegenüber Behörden", „Regelung von Wohnungsmaßnahmen", „Ehescheidung", „Unterhaltsangelegenheiten" bzw. „Rentenangelegenheiten". Geht die Betreuungsnotwendigkeit nicht so weit, ist der Aufgabenkreis weiter zu begrenzen, z.B. auf die „Sorge für das unbewegliche Vermögen des Betreuten", „Zuführung zu einer Heilbehandlung im Zusammenhang mit Herz-Kreislauf-Beschwerden". Das Betreuungsbedürfnis und die Bestimmung des Aufgabenkreises sollten übereinstimmen. Der Aufgabenkreis „Aufenthaltsbestimmung" berechtigt weder zur Aufhebung noch zur Begründung eines Wohnsitzes für den geschäftsunfähigen Betroffenen. Der Aufgabenkreis „Unterbringung" deckt nicht eine ärztliche Behandlung des Betroffenen gegen seinen Willen. Ist dem Betreuer als Wirkungskreis die „Aufenthaltsbestimmung und Vermögensverwaltung" übertragen worden, hat er daraus nicht das Recht, den Umgang des Betreuten mit bestimmten Personen einzuschränken. Der Wirkungskreis „Vermögenssorge" berechtigt nicht zur Entgegennahme, Anhalten und Öffnen der an den Betreuten gerichteten Post.
Die Betreuerbestellung erfolgt befristet und zwar höchstens für 5 Jahre gemäß §69 Abs.1 Nr. 5 FGG. Bei der erneuten Bestellung gelten die Erfordernisse der Erstbestellung mit Ausnahme der vollen Begutachtung. Darüber hinaus entscheidet über die Dauer der Betreuung der Erforderlichkeitsgrundsatz: Die Betreuung ist aufzuheben, wenn deren Voraussetzungen wegfallen.
Wie bereits erwähnt, berührt die Errichtung einer Betreuung die Geschäftsfähigkeit des Betreuten nicht. Der Betreute kann damit auch konkurrierend und kollidierend zum Betreuer handeln. Droht er sich dabei in erheblicher Weise selbst zu schädigen, muß er geschützt werden. Steht insbesondere zu befürchten, daß es zu Konflikten und widersprechenden Geschäften von Betreuer und Betreutem kommt, muß die Anordnung eines Einwilligungsvorbehaltes diskutiert werden, welche bewirkt, daß der Betreute rechtsgeschäftlich nicht mehr allein handeln kann, sondern daß er für die maßgeblichen Geschäfte die Zustimmung seines Betreuers benötigt. Gemäß § 1903 Abs.1 BGB ordnet das Vormundschaftsgericht an, soweit dies zur Abwendung einer erheblichen Gefahr für die Person oder das Vermögen des Betreuten erforderlich ist, daß der Betreute zu einer Willenserklärung, die den Aufgabenkreis des Betreuers betrifft, dessen Einwilligung bedarf.
Im Gegensatz zur früheren Entmündigung, die den Entmündigten gänzlich aus dem Geschäftsverkehr verdrängte, läßt die Anordnung eines Einwilligungsvorbehaltes Rechtsgeschäfte eines unter Betreuung Stehenden durchaus noch zu, macht ihre endgültige Wirksamkeit aber davon abhängig, daß der Betreuer bereits vorher zugestimmt hat oder daß er das von dem Betreuten gemachte Geschäft nachträglich billigt. Damit kommt die schüt-

zende Wirkung eines Einwilligungsvorbehaltes vor allem dann in Betracht, wenn sich ein Betroffener in erheblicher Weise selbst zu schädigen droht und seine etwaige Geschäftsunfähigkeit im Streitfalle beweisen müßte. Gerade in Zweifelsfällen könnte es erforderlich sein, bestimmte Willenserklärungen des Betreuten vorsorglich mittels eines Einwilligungsvorbehaltes an die Zustimmung des Betreuers zu binden. Dies dürfte vor allem bei affektiven Störungen in Betracht kommen. Weitere Fragestellungen, die im Rahmen eines Betreuungsgutachtens in der Regel abzuhandeln sind, betreffen die gesetzliche Bestimmung, daß die persönliche Anhörung des Betroffenen unterbleibt, wenn hiervon erhebliche Nachteile für die Gesundheit des Betroffenen zu erwarten sind (§ 68 Abs. 2 Nr. 1 FGG) – z.B. suizidale Dekompensation durch die mit der Anhörung verbundenen Belastungen. Ebenso kann im Falle der Anordnung der Betreuung von der Bekanntmachung der Entscheidungsgründe an den Betroffenen abgesehen werden, wenn dies wegen erheblicher Nachteile für die Gesundheit des Betroffenen erforderlich ist (§ 69a Abs. 1 FGG). Dasselbe gilt schließlich, wenn der Betroffene davon unterrichtet werden soll, daß das Vormundschaftsgericht anderen Gerichten, Behörden oder sonstigen öffentlichen Stellen von seinen Entscheidungen in der Betreuungssache Mitteilung gemacht hat, falls durch die Unterrichtung des Betroffenen erhebliche Nachteile für dessen Gesundheit zu befürchten sind (§ 69k Abs. 3 FGG). In allen diesen Fällen sollen die gesundheitlichen Bedenken für den Betroffenen durch ein ärztliches Gutachten oder ärztliches Zeugnis belegt werden.

Unter bestimmten Bedingungen genügt statt der Erstellung eines Gutachtens ein ärztliches Zeugnis. Dies gilt bei bestimmten Bedingungen im Verfahren der erstmaligen Betreuerbestellung, z.B. bei Beantragung durch den Betroffenen, wenn dieser auf eine Begutachtung verzichtet und die Einholung eines Gutachtens insbesondere im Hinblick auf den Umfang des Aufgabenkreises des Betreuers unverhältnismäßig wäre oder ein Betreuer nur zur Geltendmachung von Rechten gegenüber seinem Bevollmächtigten bestellt wird (vgl. § 68b Abs. 1 FGG) oder der Verlängerung der Betreuerbestellung (§ 69i Abs. 6 FGG). Auch im Falle einer Dringlichkeit bei der Beurteilung der Notwendigkeit einer vorläufigen Betreuerbestellung oder Anordnung eines vorläufigen Einwilligungsvorbehalts (§ 69f Abs. 1 FGG) sowie einer vorläufigen Unterbringungsmaßnahme (§ 70h Abs. 1 FGG) durch einstweilige Anordnung genügt ein ärztliches Zeugnis. Die an ein „Zeugnis" zu stellenden Anforderungen dürften aber nicht mit einem kurzen Attest zu erfüllen sein. Vielmehr kann das auf einer zeitnahen persönlichen Untersuchung fußende Zeugnis zwar ergebnishafter als ein Gutachten formuliert sein, muß jedoch kurze Angaben zum Sachverhalt, zur Vorgeschichte, zu Untersuchungsergebnissen sowie zur Beurteilung enthalten. Auf eine ausführliche Anamneseerhebung und Befunddarstellung kann verzichtet werden. Entscheidend dürfte die rational nachvollziehbare Beantwortung der Fragestellung sein, für die wesentliche Befunde (etwa als Grundlage einer Diagnose) und Auswirkungen auf die sich dem Betroffenen stellenden Aufgaben auch mitgeteilt werden müssen. Die Ausführlichkeit der gutachterlichen Stellungnahme wird sich im übrigen an der Art der in Betracht kommenden Maßnahme im Verhältnis zur Stellungnahme des Betreuten orientieren: Bei der Frage der Betreuerbestellung nach Beantragung durch den Betroffenen selbst erhalten Vollständigkeitserfordernisse der Begründung eine andere Qualität als bei der Frage vorläufiger Unterbringungsmaßnahmen gegen den Willen des Betreuten.

Gutachtenbeispiel 8

Der zum Untersuchungszeitpunkt 50 Jahre alte Herr H. wurde in der … zur Frage der Notwendigkeit einer Betreuung untersucht. Herr H. wuchs zusammen mit seiner 1 Jahr jüngeren Schwester zunächst bei seinen Eltern in … auf. Seine ersten Erinnerungen sind geprägt von der Flucht in die Bundesrepublik Deutschland, die mit bewundernden Gefühlen gegenüber dem Vater einhergeht, während die Mutter ambivalent erlebt wird. Die im Verlaufe des Scheidungsverfahrens der Eltern von Herrn H. getroffene Entscheidung, bei der Mutter zu bleiben, entsprang Versorgungserwartungen und Tendenzen, sich der einengend erlebten Kontrolle durch den leiblichen Vater zu entziehen. Der Trennungsprozeß der Eltern dürfte mit Belastungen und Überforderungen von Herrn G. einhergegangen sein, der mit nachlassenden Schulleistungen reagierte, die schließlich zum Abgang vom Gymnasium führten. Nach vorübergehenden Aushilfstätigkeiten und einer aus der unerträglichen Familiensituation heraus begangenen parasuizidalen Handlung schloß Herr H. nach einer räumlichen Trennung von den Eltern eine 1jährige Lehre als Krankenpflegehelfer ab und holte nach einer vorübergehenden Pause, die er nicht durch Berufstätigkeit füllte, beim ... das Abitur nach. Herr H. war daraufhin zwischen 19.. und 19.. in Jura und Medizin in ... und ... immatrikuliert, ohne ein Studium abzuschließen und, auch im Zusammenhang mit Konzentrationsstörungen, ohne ein Buch gelesen zu haben. Ansprüche auf BaföG erhielt er sich durch „Minimalleistungen" und finanzierte ansonsten seinen Lebensunterhalt durch Jobs, die er über studentische Vermittlungsinstitutionen erhielt.

Nach dem Umzug nach ... 19.. ist er nach Beendigung einer 3jährigen Partnerschaft keine feste längerdauernde Beziehung mehr eingegangen. Nachdem es erste Schwierigkeiten mit Mietzahlungen im Studentenwohnheim in ... gegeben hatte und eine Räumung stattfand, kam Herr H. über Bekannte in einer Wohngemeinschaft unter. Zwischen 19.. und 19.. lebte Herr H. zum Teil von Sozialhilfe, zum Teil von Gelegenheitsjobs. In den darauffolgenden 3 Jahren hat er bei einer Dienstleistungsfirma zunächst als Tages-, dann als Nachtpförtner bzw. Wachmann in der Vorstellung gearbeitet, später Anspruch auf eine Umschulung zu erwerben. Seit 19.. bezieht er nach einvernehmlicher Kündigung durch den Arbeitgeber Arbeitslosengeld, ohne bislang eine Umschulung angefangen oder eine neue Arbeitstätigkeit aufgenommen zu haben.

Bei seinen Überlegungen, eine Ausbildung zum Familienpfleger zu absolvieren, werden Entscheidungsschwierigkeiten einerseits durch eine Anspruchsproblematik („Ist das gut genug?"), andererseits durch Zweifel an der eigenen Leistungsfähigkeit gespeist. Wegen nicht bezahlter Rechnungen ist im vergangenen Jahr das Telefon von Herrn H. abgestellt worden; im Zusammenhang mit der unten zu besprechenden psychischen Problematik ist es bei Herrn H. wiederholt zu Mietrückständen gekommen, worauf eine Wohnungskündigung folgte und wiederholt Räumungstermine anberaumt waren.

Familienanamnestisch konnten keine Hinweise für psychiatrisch relevante Erkrankungen gefunden werden. Die anamnestisch angegebenen Schlafstörungen, das Gefühl der Leere und Langeweile sowie wiederholte Suizidphantasien entsprechen im psychischen Befund einer subdepressiv-ratlosen Verstimmung, Antriebshemmung und asthenischen Zügen ohne akute Suizidalität. Damit korrespondierend beschrieb sich Herr H. in der persönlichkeitspsychologischen Erhebung im Vergleich zu Männern seiner Altersgruppe als depressiv verstimmt, selbstunsicher, leicht irritierbar und verletzbar sowie zurückhaltend, gehemmt und gespannt. Dabei wird die bei Herrn H. anhaltende Leistungsproblematik akzentuiert durch ein auch bei der Verhaltensbeobachtung imponierendes unangemessen hohes Anspruchsniveau bei gleichzeitig starker Furcht vor Mißerfolg. Nach den Schilderungen von Herrn H. ist es in den vergangenen Jahren zu einem zunehmenden sozialen Rückzug gekommen, wobei Herr H. das Scheitern von Verabredungen selbst konstelliert. Angesichts der durch Chronizität bestimmten Dauer und Ausprägung der Symptomatik, die das Ausmaß einer psychopathologischen Entwicklung erreicht, ist von einer depressiven Neurose (ICD-9 Nr. 300.4) bzw. Dysthymie (F34.1 gemäß ICD-10) auszugehen. Dabei handelt es sich um eine psychische Krankheit gemäß § 1896 BGB.

Die in der ärztlichen Stellungnahme des ... notierte depressive Verstimmung wurde einer „Zwangskrankheit" diagnostisch zugeordnet. Die für diese psychische Störung charakteristischen Zwangsgedanken, -handlungen oder -impulse, die von dem Betroffenen als quälend und unsinnig erlebt werden und deren Unterlassen Angst auslöst, liegen bei Herrn H. jedoch nicht vor. Vielmehr leidet Herr H. nicht an wiederholten, zweckmäßigen und beabsichtigten Verhaltensweisen, die auf einen Zwangsgedanken hin nach bestimmten Regeln oder stereotyp ausgeführt werden, sondern an der eher durch die psychische Störung bedingten Antriebshemmung mit Behinderung von Handlungen, die im Rahmen der beruflich-sozialen Anpassung erforderlich sind.

Im Rahmen der seit Jahren anhaltenden, progredient verlaufenden psychischen Störung ist es zu ambulanten (analytische Gesprächspsychotherapie, Gestalttherapie, Verhaltenstherapie) und stationären psychotherapeutischen Behandlungen gekommen, anläßlich derer unter tiefenpsychologischen Aspekten Versorgungswünsche und Riesenerwartungen bei Herrn H. im Zusammenhang mit der problematisch und ambivalent erlebten Mutterbeziehung diskutiert wurden und die Bearbeitung anhaltender Schuldgefühle von Herrn H. gegenüber seinem leiblichen Vater nach der Trennung der Eltern eine Rolle spielten.

Über die depressive Neurose hinaus zeigt Herr H. Züge einer asthenischen und anankastischen (zwanghaften) Persönlichkeit, die sich um verschiedene Persönlichkeitsmerkmale versammeln: Unentschlossenheit, Zweifel und übermäßige Vorsicht als Ausdruck einer tiefen persönlichen Unsicherheit in Verbindung mit unverhältnismäßiger Leistungsbezogenheit und einem Bedürfnis nach ständiger Kontrolle und peinlich genauer Sorgfalt, was zur Bedeutung einer zu leistenden Aufgabe in keinem Verhältnis steht und bis zum Verlust des Überblicks über die allgemeine Situation führt.

Aufgrund der mit der psychischen Erkrankung einhergehenden hochgradigen Antriebsgestörtheit ist Herr H. zur Erledigung regelmäßiger Mietzahlungen, zur Regelung seiner Wohnungsangelegenheiten und zu einer noch ausstehenden Schuldenregulierung nicht in der Lage. Anders als 19.., als Herr H. nach Räumung seiner Wohnung wegen Mietrückstands in einer Wohngemeinschaft unterkam, steht ihm jetzt im Zusammenhang mit seiner Kontaktstörung und dem sozialen Rückzug kein tragfähiges soziales Netz zur Verfügung. Da Herr H. zu den außerhalb ... lebenden Angehörigen seit Jahren keinen Kontakt mehr hat und seit 15 Jahren über keine engen sozialen Bindungen verfügt, sind die aktuell anfallenden Angelegenheiten auch nicht durch eine Bevollmächtigung oder andere Hilfen zu regeln.

Vielmehr erscheint aus forensisch-psychiatrischer Sicht in Übereinstimmung mit der ärztlichen Stellungnahme der ... vom ... die Errichtung einer Betreuung mit den Aufgabenkreisen der finanziellen Angelegenheiten und Wohnungsangelegenheiten erforderlich. Inhaltlich müßten die von Herrn H. bislang nicht leistbaren Schritte wie Einrichtung eines Kontos, Einlösung vorhandener, aber noch nicht genutzter Schecks, Errichtung eines Dauerauftrages zur Überweisung von Mietzahlungen, Schuldenregulierung (Rückstände aus einem früher überzogenen Postscheckkonto) sowie Ordnung der Wohnungsangelegenheiten besorgt werden.

Angesichts des bisherigen Verlaufes der bei Herrn H. vorliegenden psychischen Störung ist derzeit nicht damit zu rechnen, daß die für die Bewältigung der genannten Aufgabenkreise erforderlichen sozialen Handlungskompetenzen Herrn H. in absehbarer Zeit wieder zur Verfügung stehen. Eine Aufhebung der Betreuung sollte daher erst nach Reglung der oben genannten Angelegenheiten im Zeitraum von etwa 1–2 Jahren diskutiert werden.

Anders als bei der richterlichen Anhörung am ... erklärte sich Herr H. trotz deutlich spürbarer Ambivalenz („Ich bin zu 51 % dafür, zu 49 % dagegen") mit der Errichtung einer Betreuung einverstanden. Während nach Angaben von Herrn H. nicht nur die Furcht vor einer mangelnden zeitlichen Befristung der Betreuung, einer mangelnden Fürsorge durch einen potentiellen Betreuer wie vor der mit der Errichtung einer Betreuung einhergehenden Stigmatisierung in Verbindung mit geleisteten Mietnachzahlungen und einer Änderungserwartung im Hinblick auf die laufende Verhaltenstherapie seine Einstellung im August 19.. bestimmte, ist es mittlerweile aufgrund der störungsbedingten Antriebshemmung erneut zu Mietrückständen gekommen, ohne daß Herr H. zu einer Regelung in der Lage war.

Die verhaltenstherapeutische Behandlung ist zur Zeit im Zusammenhang mit der Ambivalenz von Herrn H. unterbrochen, ohne daß eine Fortsetzung in absehbarer Zeit gesichert erscheint. Wenngleich Herr H. aufgrund der jetzt im Vergleich zum August 19.. veränderten aktuellen Situation die Errichtung einer Betreuung und der damit einhergehenden Freiheitsbeschränkungen für die bessere Lösung im Hinblick auf die ansonsten zwingende Aussicht auf Obdachlosigkeit hält, kann es angesichts der mit der psychischen Störung einhergehenden Ambivalenz in einer weiteren Anhörung zu einem erneuten Widerruf seines Einverständnisses kommen. Aus forensisch-psychiatrischer Sicht erscheint jedoch auch für den Fall eines Widerrufs der jetzt bekundeten Zustimmung die Errichtung einer Betreuung mit den beschriebenen Aufgabenkreisen erforderlich.

Bei der Auswahl eines Betreuers sollte nicht nur auf die mit der Erledigung der praktischen Angelegenheiten erforderliche Kompetenz geachtet, sondern auch berücksichtigt werden, daß Herr H. trotz seiner beschriebenem Defizite im Antriebsbereich bei der Überprüfung der intellektuellen Leistungsfähigkeit ein überdurchschnittliches Testergebnis erzielte, so daß im persönlichen Umgang mit Herrn H. ein besonderes Maß an differenzierter Beratung erforderlich sein dürfte. Weitere Erörterungen können ggf. bei einer mündlichen Anhörung erfolgen.

Betreuungsrechtliche Unterbringung

§ 1906
(1) Eine Unterbringung des Betreuten durch den Betreuer, die mit Freiheitsentziehung verbunden ist, ist nur zulässig, solange sie zum Wohl des Betreuten erforderlich ist, weil
1. aufgrund einer psychischen Krankheit oder geistigen oder seelischen Behinderung des Betreuten die Gefahr besteht, daß er sich selbst tötet oder erheblichen gesundheitlichen Schaden zufügt, oder
2. eine Untersuchung des Gesundheitszustandes, eine Heilbehandlung oder ein ärztlicher Eingriff notwendig ist, ohne die Unterbringung des Betreuten nicht durchgeführt werden kann und der Betreute aufgrund einer psychischen Krankheit oder geistigen oder seelischen Behinderung die Notwendigkeit der Unterbringung nicht erkennen oder nicht nach dieser Einsicht handeln kann.
(2) Die Unterbringung ist nur mit Genehmigung des Vormundschaftsgerichts zulässig. Ohne die Genehmigung ist die Unterbringung nur zulässig, wenn mit dem Aufschub Gefahr verbunden ist; die Genehmigung ist unverzüglich nachzuholen.
(3) Der Betreuer hat die Unterbringung zu beenden, wenn ihre Voraussetzungen wegfallen. Er hat die Beendigung der Unterbringung dem Vormundschaftsgericht anzuzeigen.
(4) Die Absätze 1 bis 3 gelten entsprechend, wenn dem Betreuten, der sich in einer Anstalt, einem Heim oder einer sonstigen Einrichtung aufhält, ohne untergebracht zu sein, durch mechanische Vorrichtungen, Medikamente oder auf andere Weise über einen längeren Zeitraum oder regelmäßig die Freiheit entzogen werden soll.

Die Unterbringung nach bürgerlichem Recht darf nur unter den Voraussetzungen von § 1906 BGB erfolgen, also nur bei Selbstgefährdung und zur Durchführung ärztlicher Maßnahmen. Sie ist dagegen nicht zum Schutz Dritter oder im öffentlichen Interesse erlaubt; sind durch den Zustand des Betroffenen Rechtsgüter Dritter bedroht, so kommt nur die öffentlich-rechtliche Unterbringung in Betracht, die sich nach den in den einzelnen Bundesländern erlassenen PsychKG richtet. Grundlage sind dort Landesgesetze und nicht Bundesrecht, weil das Polizei- und Ordnungswesen Angelegenheit der einzelnen Bundesländer ist. Die Unterbringungsgenehmigung gemäß § 1906 BGB bezieht sich lediglich auf die zivilrechtliche Unterbringung des Betreuten durch den Betreuer.
Daneben hat das Vormundschaftsgericht im Rahmen der ihm in § 1846 BGB eingeräumten allgemeinen Kompetenz, die im Interesse des Betroffenen „erforderlichen" Maßnahmen zu treffen, auch die Befugnis, den Betroffenen von sich aus durch einen eigenen, unmittelbar darauf gerichteten Beschluß unterzubringen, dies allerdings nur als vorläufige Maßnahme. Das Verfahrensrecht in Unterbringungssachen ist bundeseinheitlich durch die §§ 70–70n FGG geregelt.
Bei der Unterbringung eines Betreuten durch den Betreuer mit dem Aufgabenkreis „Aufenthaltsbestimmung" bezieht sich die angenommene Selbstgefährdung oder Behandlungsnotwendigkeit zunächst auf diejenige Krankheit oder Behinderung, die Grund für die Bestellung des Betreuers war. Aber auch andere Krankheiten können Anlaß einer Unterbringung sein. Erleidet etwa ein alkoholabhängiger Betreuter, für den aus anderen Gründen ein Betreuer bestellt worden ist, eine Alkoholintoxikation, kann dies Anlaß für eine Unterbringung während einer vorübergehenden „Entgiftungsphase" sein.

Nach der Gesetzesbegründung verlangt das Gesetz allerdings, daß die Heilbehandlung oder andere der genannten Maßnahmen „notwendig" sind. Dies setzt zum einen voraus, daß sich die Gefahr für den Betreuten nicht auf weniger einschneidende Weise abwenden läßt. Zum anderen sind eine Heilbehandlung oder andere Maßnahmen dann nicht notwendig, wenn sie keinen hinreichenden Erfolg versprechen. Das kann für den Fall des alkoholabhängigen Betreuten bedeuten – da Entziehungsbehandlungen gegen den Willen eines Betreuten erfahrungsgemäß kaum hinreichenden Erfolg versprechen –, daß eine Unterbringung zur Durchführung einer Entziehungsbehandlung in aller Regel nicht in Betracht kommt.

Den Abgrenzungsschwierigkeiten, wann eine Unterbringung mit Freiheitsentziehung verbunden ist, begegnet das Betreuungsgesetz durch den 4. Absatz in § 1906 BGB. Danach gelten die Unterbringungsvorschriften auch für unterbringungsähnliche Maßnahmen: Bettgitter, Festbinden im Bett oder auf dem Stuhl, vom Betroffenen nicht zu öffnende Schließmechanismen. Sedierende Psychopharmaka haben oft dieselbe Wirkung wie eine Unterbringung und werden auch vielfach genauso empfunden; deshalb gewährt das Gesetz für sie dieselben rechtsstaatlichen Sicherheiten wie für die Unterbringung selbst. Als Aufenthaltsort, auf den die Freiheitsentziehung zu beziehen ist, gelten die Räumlichkeiten, in denen sich der Betreute befindet, wie die Einrichtung selbst, eine Station oder ein Zimmer. Gehindert wird der Betreute am Verlassen nur, wenn er überhaupt, und sei es auch nur mit natürlichem Willen, versuchen will, den Aufenthaltsort zu verlassen. Die Gesetzesbestimmung verbietet also nicht, die Eingangstür der Einrichtung nachts zu verschließen; ein Hindernis liegt ferner nicht vor, wenn der Betroffene durch Bitten oder Überredung beeinflußt wird. Genehmigungsbedürftig sind jedoch alle anderen Hindernisse durch mechanische Vorrichtungen, Medikamente oder in anderer Weise, etwa durch körperliche Gewalt. Ein regelmäßiger Freiheitsentzug liegt nach der gesetzlichen Bestimmung dann vor, wenn die freiheitsentziehende Maßnahme stets zur selben Zeit oder aus wiederkehrendem Anlaß eingesetzt wird, etwa weil der Betreute die Nachtruhe der anderen Heimbewohner stört; nicht genehmigungspflichtig erscheint dagegen das (vorübergehende) Anbringen eines Bettgitters bei einem an Fieber Erkrankten.

Im Unterbringungsgutachten ist die Notwendigkeit der Unterbringungsmaßnahme zu begründen. Hierfür muß das konkrete, aktuelle Beschwerdebild des Patienten, die Krankheitsvorgeschichte (ggf. mit Vorbefunden und fremdanamnestischen Angaben), die biographische Anamnese, die sich auf detaillierte psychopathologische Befunde stützende psychiatrische Diagnose mit der daraus folgenden Zuordnung zu den Eingangsmerkmalen mitgeteilt werden. Die Einschätzung der krankheitsbedingten erheblichen Gefahr für den Betroffenen ist unbedingt erforderlich. Ferner sollen Art und Umfang therapeutischer Maßnahmen, die Prognose und Rehabilitationsmöglichkeiten diskutiert werden.

Gutachtenbeispiel 9

Der zum Zeitpunkt der Untersuchung 53jährige Herr I. wurde in der psychiatrischen Klinik ... zur Frage der Unterbringungsbedürftigkeit gemäß 1906 BGB und der Erfolgsaussicht einer möglichen Behandlung ambulant begutachtet. Die Diskussion soll im folgenden auf den Ebenen Diagnose, Selbst- und Fremdgefährdung, Unterbringung zur Heilbehandlung und Erfolgsaussichten einer Heilbehandlung erfolgen.

Diagnose
Nach den Ergebnissen der aktuellen psychopathologischen Befunderhebung liegt gemäß der internationalen Klassifikation psychischer Störungen ICD-10 bei Herrn I. eine wahnhafte Störung (F22.0) vor. Diagnostisch entscheidend ist, daß bei Herrn I. im psychischen Befund Wahnvorstellungen das auffälligste Charakteristikum darstellen, wobei die mit affektiver Anteilnahme formu-

lierten Systematisierungen durch multiple Beziehungsideen durchsetzt sind. Psychopathologisch im Hintergrund stehen gewisse formale Denkstörungen mit assoziativer Lockerung, Antriebsstörungen im Sinne einer leichten Antriebssteigerung, eine leicht gereizte Verstimmung sowie eine eingeschränkte affektive Schwingungsfähigkeit. Für die diagnostische Einordnung ist des weiteren der Beginn im mittleren Lebensalter typisch und die Ausgestaltung des Wahns unter Berücksichtigung der Zeitpunkte des Auftretens in Beziehung zur Lebenssituation von Herrn I. (Mitte der 80er Jahre Arbeitsunfähigkeit, jetzt „Aufarbeitung des alten Systems"). Die seit Jahren bestehenden Wahnphänomene sind eindeutig auf die Person von Herrn I. bezogen und nicht subkulturell bedingt.

Unter kategorialen Gesichtspunkten entspricht die jetzige diagnostische Einordnung den in der ... -Klinik 19.., von Dr. med. K. 19.., vom Landgerichtsarzt L. 19.. und den von Dr. M. 19.. und 19.. getroffenen Einschätzungen, die auf andere diagnostische Systeme bezogen sind.

Sieht man einmal von der nicht näher begründeten Aufnahmediagnose in der psychiatrischen Klinik ... anläßlich der jetzigen Unterbringung von Herrn I. ab („Borderline-Störung"), ist Herr Dr. M. in seinen letzten beiden Stellungnahmen von der 19.. von ihm getroffenen Einordnung des Störungsbildes als zönästhetische Schizophrenie, die sich wohl auf die Beobachtung schizophrener Symptome in Form optischer und akustischer Halluzinationen stützte, abgewichen; in diesem Zusammenhang heißt es in dem 19.. erhobenen psychischen Befund, daß aktuelle Sinnestäuschungen im jetzigen Beobachtungszeitraum nicht bestünden und auch nicht für den Sommer 19.. nachgewiesen werden konnten. Soweit im Gutachten von Dr. N. aus diesem Jahr gleichfalls eine schizophrene Erkrankung angenommen wird, muß darauf hingewiesen werden, daß es sich bei diesem Gutachten um ein Aktengutachten handelt und dem Gutachter offenbar nur die gutachterlichen Stellungnahmen bis einschließlich Sommer 19.. vorgelegen haben, d. h. die bereits in der diagnostischen Einschätzung abweichende Epikrise der ... -Klinik von 19.. stand diesem Gutachter nicht zur Verfügung.

Für die weitere gutachterliche Fragestellung sind ätiologische Erwägungen bedeutungslos, insbesondere, ob sich die wahnhafte Störung auf dem Boden einer organischen Hirnschädigung (etwa in Zusammenhang mit einer Meningoenzephalitits) entwickelt hat oder ob es sich um das zufällige Zusammentreffen der Wahnerkrankung mit bestimmten somatischen Befunden handelt. Bei der vorliegenden wahnhaften Störung handelt es sich um eine psychische Krankheit im Sinne des § 1896 BGB.

Zur Frage der Selbst- und Fremdgefährdung
In der Begründung der vormundschaftsgerichtlichen Genehmigung der Unterbringung von Herrn I. in einer geschlossenen Einrichtung vom ... 19.. heißt es, daß die Gefahr bestehe, daß sich Herr I. erheblichen gesundheitlichen Schaden zufüge. Die den Akten zu entnehmenden früheren gutachterlichen Stellungnahmen gehen nur teilweise auf diese Fragestellung ein. Dabei zeichnet sich eine deutliche Divergenz der Einschätzungen ab, die sich zwischen der Auffassung von Dr. K. vom ... 19.. (gegenwärtig weder selbst- noch fremdgefährlich) und der Auffassung des Gerichtsarztes L. vom ... 19.. („Insofern besteht eine akute Selbstgefährdung ... besteht bei Herrn I. auch eine akute Fremdgefährlichkeit.") polarisiert. Bei näherer Betrachtung der gutachterlichen Stellungnahmen handelt es sich um ein Definitionsproblem des Begriffs „Selbstgefährdung": Im nervenfachärztlichen Betreuungsgutachten von Herrn Dr. M. vom ... 19.. wird festgestellt, daß bei Herrn I. krankheitsbedingt nicht die Gefahr bestehe, daß sich Herr I. selbst tötet oder erheblichen gesundheitlichen, zumindest körperlichen Schaden zufügt, so daß insoweit eine Übereinstimmung mit der gutachterlichen Stellungnahme von Dr. K. vom ... 19.. festzustellen ist. Allerdings weist Herr Dr. M. darauf hin, daß unbehandelt die psychische Erkrankung bei Herrn I. jedoch fortschreite; da eine konsequente Behandlung unter ambulanten Bedingungen bei Herrn I. nicht stattfinden könne, da sich Herr I. dem entziehe, habe sich jetzt eine erneute Verschlechterung und Zuspitzung ergeben. Hier ergeben sich Korrespondenzen mit dem neurologisch-psychiatrischen Sachverständigengutachten des Gerichtsarztes L. vom ... 19.., der außerhalb einer geschlossenen Abteilung für Herrn I. einen Behandlungsabbruch voraussagt, der „somit" zur Zufügung erheblichen Schadens an seiner Gesundheit führen würde.

Gravierende Divergenzen bestehen in der Frage der Fremdgefährdung: Während in der gutachterlichen Stellungnahme von Dr. K. am ... 19.. gegenwärtig keine Fremdgefährlichkeit von Herrn I. gesehen wird, folgert der Gerichtsarzt L. in seinem Sachverständigengutachten vom ... 19.. aus der akuten Selbstgefährdung auch eine akute Fremdgefährlichkeit – diese Konsequenz ist logisch nicht nachvollziehbar und wird in dem betreffenden Gutachten auch nicht näher begründet. Gleichfalls abweichend von der gutachterlichen Stellungnahme von von Herrn Dr. K. stellt Herr Dr. M. in seinem nervenfachärztlichen Betreuungsgutachten vom ... 19.. fest, daß Herr I. jetzt aufgrund seiner Erkrankung durchaus in erheblichem Maße andere Personen und auch die öffentliche Sicherheit und Ordnung gefährde. Seiner Einschätzung nach werde Herr I. zu einem enormen Störfaktor im gesellschaftlichen Zusammenleben.

Nach der eigenen Einschätzung besteht bei Herrn I. zur Zeit keine Gefahr, daß er sich selbst tötet oder sich erheblichen gesundheitlichen Schaden zufügt. Weder die vorliegenden früheren gutachterlichen Stellungnahmen noch die Befundnotizen der psychiatrischen Klinik ... nach Aufnahme von Herrn I. am ... 19.., noch die aktuelle psychopathologische Befunderhebung ergaben Hinweise für Suizidalität. Die von Herrn I. vorgebrachten Wahnvorstellungen beinhalten keine Vergiftungsideen, die erwarten lassen könnten, daß es zu einer reduzierten Nahrungsaufnahme kommt; dementsprechend ist in Übereinstimmung mit der körperlichen Befunderhebung in der psychiatrischen Klinik ... bei der aktuellen körperlichen Untersuchung kein Anhaltspunkt für eine krankheitsbedingte Unterernährung zu erheben gewesen. Damit korrespondiert die Angabe von Herrn I., er habe in der Zeit, als er keine Rente erhielt, neben der Sozialamtsunterstützung auch seine Mutter beansprucht, um überhaupt leben zu können.

Die von Herrn I. im Rahmen seiner paranoiden Verarbeitungen von Arzt-Patienten-Beziehungen erfolgte Selbstbehandlung hat bislang nicht zu Beeinträchtigungen seiner Gesundheit geführt; weder die Ergebnisse der aktuellen körperlichen Untersuchung von Herrn I. noch die in der psychiatrischen Klinik ... niedergelegten körperlichen Befunde lassen Hinweise auf artefizielle Gesundheitsbeeinträchtigungen vermuten. Der Unterzeichner ist nicht der Auffassung, daß das im Falle einer Nichtbehandlung zu erwartende lange andauernde und der möglicherweise lebenslange Fortbestand der geäußerten Wahnideen oder der aufeinander bezogenen Wahninhalte als Zufügung eines erheblichen gesundheitlichen Schadens aufzufassen ist.

Sieht man von dem jetzigen Vorfall ab, der von der Betreuerin Frau L. berichtet wurde („wollte mir eine schwalben") und der von Herrn I. bei der aktuellen Exploration anders dargestellt wurde, sind bislang Tätlichkeiten seitens Herrn I. gegenüber anderen Personen nicht beobachtet worden. Herr I. hat bei der aktuellen Exploration keinerlei aggressive Handlungen angekündigt und war bemüht, ggf. mißverständliche Äußerungen seinerseits (etwa bzgl. eines möglichen Todes seiner Ehefrau) richtigzustellen. Bei der aktuellen psychischen Befunderhebung ließ sich keine ausgeprägte aggressiv-gereizte Verstimmung oder Erregung ausmachen. Damit korrespondieren die psychopathologischen Befunderhebungen und Verlaufseintragungen der psychiatrischen Klinik ..., die keine Beschreibung aggressiver Ausbrüche enthalten. Aus forensisch-psychiatrischer Erfahrung ist auch nicht mit Wahrscheinlichkeit zu erwarten, daß die im Rahmen der wahnhaften Störung bei Herrn I. zu beobachtende querulatorische Entwicklung zu Gewalthandlungen gegenüber anderen Personen führt. In seltenen Fällen enden allerdings querulatorische Entwicklungen in schweren Aggressionsdelikten. Eine fundierte Prognose, ob Herr I. längerfristig zu diesen Fällen gehört, ist nicht möglich.

Zur Notwendigkeit einer Unterbringung zur Heilbehandlung

Die in der übersandten Akte vorfindbaren gutachterlichen Stellungnahmen stimmen untereinander und mit dem eigenen Untersuchungsergebnis darin überein, daß bei Herrn I. weder Krankheitsgefühl oder Krankheitseinsicht noch Behandlungsbereitschaft besteht und daß bei Herrn I. aufgrund seiner wahnhaften Realitätsverzerrung die Einsichtsfähigkeit bzgl. der bei ihm vorliegenden psychischen Störung erheblich beeinträchtigt ist. In den hieraus abzuleitenden Konsequenzen sind jedoch deutliche Divergenzen zu konstatieren: Während Herr Dr. K. in seiner gutachterlichen Stellungnahme nach dem damaligen Gesundheitszustand eine geschlossene psychiatrische Unterbringung nicht für gerechtfertigt hält, sieht Herr Dr. M. in seinem nervenfachärztlichen Betreuungs-

gutachten vom ... 19.. – trotz vergleichbarer diagnostischer Einordnung und psychopathologischer Befundschilderung – die Notwendigkeit einer Heilbehandlung von Herrn I., die ohne seine Unterbringung nicht realisiert werden könne, wobei in der ersten Zeit der Behandlung Herr I. auch geschlossen untergebracht werden müßte.
Ich stimme mit Herrn Dr. M. darin überein, daß, sofern man bei Herrn I. überhaupt irgendeine Form von Behandlung anwenden will (insbesondere eine Pharmakotherapie), diese angesichts der Krankheitsuneinsichtigkeit und fehlenden Behandlungsbereitschaft nicht auf weniger einschneidende Art als durch eine Unterbringung sichergestellt werden kann. Definiert man allerdings als notwendige Heilbehandlung nur diejenige pharmakologische Behandlung, die in akuten Krankheitsstadien geeignet ist, die Ansprechbarkeit des Patienten für weitergehende Behandlungsverfahren herzustellen, ist im Falle von Herrn I. festzustellen, daß es sich um eine seit Jahren kontinuierlich bestehende und insofern chronische Störung handelt und selbst bei einer längerfristigen Beruhigung und Entaktualisierung der produktiven Symptomatik nicht damit zu rechnen ist, daß Herr I. weitergehende Behandlungsverfahren akzeptieren würde. Die Frage der Notwendigkeit einer Heilbehandlung ist darüber hinaus über den Gesichtspunkt der Erfolgsaussicht zu diskutieren.

Erfolgsaussicht einer Heilbehandlung
Soweit psychotherapeutische Ansätze bei Wahnentwicklungen verfolgt werden, zielen diese nicht unmittelbar auf die Bearbeitung von Wahnerlebnissen, sondern deren Wurzeln im Erleben des Patienten. Bei manchen Patienten, vor allem dann, wenn die Behandlung frühzeitig einsetzt, kann sogar der Wahn aufgelöst werden. Oft aber bleibt die Wahnsymptomatik unverändert bestehen. Einer Umstrukturierung der Erlebnisweisen sind dann enge Grenzen gesetzt. Dies scheint auch nach dem nervenfachärztlichen forensischen Gutachten von Herrn Dr. M. vom ... 19.. bei Herrn I. der Fall zu sein, da eingehende therapeutische Bemühungen früherer Zeiten die zunächst anmutenden überwertigen Ideen nicht zum Stillstand bringen konnten und sich ein ausgeprägter Verfolgungswahn entwickelte; des weiteren hätten psychagogisch oder therapeutisch geführte Gespräche die Wahngewißheit bei Herrn I. nicht korrigiert.
An konkreten Heilbehandlungsmaßnahmen sind darüber hinaus im Sachverständigengutachten des Landgerichtsarztes L. vom ... 19.. neben einer Pharmakotherapie allgemeine Pflegemaßnahmen, insbesondere bzgl. der Körperhygiene und Essensaufnahme, genannt. Hierzu ist zu bemerken, daß in keiner vorliegenden gutachterlichen Stellungnahme psychopathologische Auffälligkeiten in der Körperpflege beschrieben worden sind und auch bei der aktuellen Exploration keine krankheitsbedingte Beeinträchtigung der Körperhygiene festgestellt werden konnte. Im Hinblick auf die erwähnte Essensaufnahme verweise ich auf die zur Frage der Selbstgefährdung gemachten Ausführungen, die eine krankheitsbedingte Beeinträchtigung der Nahrungsaufnahme zum gegenwärtigen Zeitpunkt nicht erkennen lassen.
Folgt man der in dem Gutachten des Landgerichtsarztes L. getroffenen Einschätzung, daß darüber hinausgehende Behandlungs- und Rehabilitationsmöglichkeiten nicht bestehen, konzentriert sich die Frage der Erfolgsaussicht einer Heilbehandlung im wesentlichen auf die Frage der therapeutischen Ansprechbarkeit bzgl. pharmakotherapeutischer Maßnahmen, die auch im Rahmen einer Unterbringung gegen den Willen von Herrn I. durchgeführt werden könnten. Auch hierzu liegen in den in der Akte enthaltenen gutachterlichen Stellungnahmen widersprüchliche Beurteilungen vor: Während in der gutachterlichen Stellungnahme von Dr. K. vom ... 19.. eine neuroleptische Therapie für gegenwärtig nicht indiziert gehalten wurde, beinhaltet nach der Einschätzung des Landgerichtsarztes L. eine neuroleptische Behandlung die Möglichkeit der Reduktion bzw. Heilung der Wahnentwicklung.
Es entspricht allgemeinpsychiatrischer Erfahrung, daß bei psychisch Gestörten mit Wahnsyndromen die neuroleptische Therapie schwierig und nur sehr begrenzt aussichtsreich ist und auch diese Störungsbilder gegenüber Behandlungsverfahren wie Elektrokrampfbehandlung besonders therapieresistent sind; in manchen Fällen lassen sich verhältnismäßig günstigere Resultate dann erzielen, wenn bei diesen Patienten eine Dauertherapie mit einem nicht zu gering dosierten, stark wirksamen Neuroleptikum (auch Depot-Präparat) durchgeführt wird. Dabei kann auch der sedative Effekt bei Neuroleptikatherapie gelegentlich zur affektiven Stabilisierung beitragen. Betrachtet man die

Ergebnisse der bislang bei Herrn I. durchgeführten neuroleptischen Behandlungen, ist nach dem nervenfachärztlichen Gutachten von Herrn Dr. K. vom ... 19.. eine Dämpfung der paranoiden Aktivität und Entaktualisierung durch die medikamentöse Behandlung bei Herrn I. erreicht worden. Auf dieser Linie liegt, daß nach dem Betreuungsgutachten von Herrn Dr. M. vom ... 19.. die mehrwöchige Unterbringung gegen den Willen von Herrn I. in ... vorübergehend zu einer leichten Beruhigung und Aktivitätsminderung seinerseits geführt hat. In der Längsschnittbetrachtung heißt es allerdings zum Verlauf, daß Herr I. zwischenzeitlich in der Klinik ..., der Psychiatrischen Klinik der ... und dem ... für mehrere Wochen untergebracht gewesen sei, ohne daß sich an seinem Gesundheits- und Geisteszustand etwas verändert habe.

Darüber hinaus ist zu berücksichtigen, daß Herr I. auf Neuroleptika sehr sensibel, zum Teil überschießend und mit heftigen Nebenwirkungen, nach dem nervenfachärztlichen Gutachten von Dr. M. vom ... 19.., reagiert. Dem entspricht auch das Ergebnis der aktuellen neurologischen Untersuchung in der Klinik ..., wonach unter der Behandlung mit Clopenthixol bei Herrn I. eine Hypomimie, ein nicht so stark ausgeprägtes Salbengesicht, stereotype Trippelbewegungen der Füße und ein fein- bis mittelschlägiger Tremor an den Fingern und in Anspannungssituationen auch am Kopf zu beobachten sind.

Zusammenfassend ist aus forensisch-psychiatrischer Sicht festzustellen, daß bei Herrn I. eine wahnhafte Störung vorliegt, ohne daß Anhaltspunkte für eine akute Selbst- oder Fremdgefährdung zum gegenwärtigen Zeitpunkt erkennbar sind. Eine Behandlung der psychischen Störung von Herrn I. ist zur Zeit angesichts des krankheitsbedingt fehlenden Krankheitsgefühles, der Krankheitsuneinsichtigkeit und fehlender Behandlungsbereitschaft nur mit biologischen Methoden (vor allem Pharmakotherapie) möglich. Es ist eine Frage der Verhältnismäßigkeit, ob die bei neuroleptischer Behandlung mögliche Dämpfung, Entaktualisierung und Aktivitätsminderung bei Herrn I. – eine „Heilung" ist aus meiner Sicht nicht möglich – um den Preis einer längerfristigen Freiheitsentziehung und unter Inkaufnahme unerwünschter Wirkungen der medikamentösen Behandlung erlangt werden soll. Diese Abwägung unter dem Gesichtspunkt des Verhältnismäßigkeitsgrundsatzes unterliegt nach meiner Auffassung allein der juristischen Beurteilungskompetenz.

Zu weiteren Erörterungen wird der Termin am ... 19.. Gelegenheit geben.

Öffentlich-rechtliche Unterbringung

Auch bei der Anordnung einer freiheitsentziehenden Unterbringung nach den Landesgesetzen über die Unterbringung psychisch Kranker handelt es sich um eine Unterbringungsmaßnahme. Nach § 70 e FGG muß das Gericht vor einer Unterbringungsmaßnahme das Gutachten eines Sachverständigen, der den Betroffenen persönlich untersucht oder befragt haben muß, einholen. Die Auswahl des Sachverständigen steht im Ermessen des Gerichts. Zur Qualifikation heißt es, daß der Sachverständige in der Regel „Arzt für Psychiatrie" sein soll; nur in Ausnahmefällen genügt es, daß der Arzt mit ausreichenden Erfahrungen auf diesem Gebiet versehen ist. Eine geringere Qualifikation kommt nicht in Betracht. Die zweite Alternative wurde u. a. im Hinblick auf fehlende Kapazitäten in bestimmten ländlichen Räumen aufgenommen. Auch kann das Hinzuziehen mehrerer Sachverständiger anderer Fachrichtungen, z. B. Pädagogen, erforderlich sein; in jedem Fall muß im Hinblick auf die Bedeutung der Maßnahme aber auch ein Arzt für Psychiatrie bzw. zumindest ein Arzt mit Erfahrungen auf dem Gebiet der Psychiatrie beteiligt werden. Vor unterbringungsähnlichen Maßnahmen genügt ein ärztliches Zeugnis.

Inhaltlich muß das Gutachten eine Vorgeschichte enthalten, insbesondere Informationen darüber, wann die Krankheit erstmals bekannt wurde, wo und wann eine psychiatrische Behandlung (stationär oder ambulant, wie lange) erfolgte, warum (Anlaß und Diagnose) und mit welchem Erfolg. Im Anschluß an den Krankheitsverlauf ist das Verhalten in der Klinik zu schildern und eine auf detaillierten psychopathologischen Befunden fußende psychiatrische Diagnose zu begründen, welche dem Eingangsmerkmal/den Eingangsmerkmalen (z. B. „psychische Krankheit") des betreffenden Landesunterbringungsgesetzes zugeordnet werden kann. Schließlich ist nicht nur Art und Ausmaß einer Gefährdung (welchen Rechtsgütern droht Gefahr: Gesundheit, Leben, Sachen, eigenes Vermögen, „öffentliche Sicherheit und Ordnung") darzulegen, sondern auch die Ursächlichkeit der psychischen Störung für die „Gefährlichkeit" des Betroffenen als Grundlage für die Zwangseinweisung darzustellen. Des weiteren muß das Gutachten Alternativen zur Unterbringung diskutieren (z. B. ob „die Gefahr nicht auf andere Weise abgewendet werden kann") und unter prognostischen Gesichtspunkten Angaben zur voraussichtlichen Unterbringungsdauer enthalten. Fakultativ kann die Frage behandelt werden, ob dem Betroffenen die Begründung eines Unterbringungsbeschlusses unter dem Aspekt bekannt gemacht (zugestellt) werden sollte, daß dies nach ärztlicher Einschätzung mit erheblichen Nachteilen für seine Gesundheit verbunden sein könnte.

Einwilligungsfähigkeit

§ 1904
Die Einwilligung des Betreuers in eine Untersuchung des Gesundheitszustandes, eine Heilbehandlung oder einen ärztlichen Eingriff bedarf der Genehmigung des Vormundschaftsgerichts, wenn die begründete Gefahr besteht, daß der Betreute auf Grund der Maßnahme stirbt oder einen schweren und längerdauernden gesundheitlichen Schaden erleidet. Ohne die Genehmigung darf die Maßnahme nur durchgeführt werden, wenn mit dem Aufschub Gefahr verbunden ist.

Der Betreuer bedarf zu seiner vertretungsweisen Einwilligung in eine Untersuchung des Gesundheitszustandes, eine Heilbehandlung oder einen ärztlichen Eingriff nach § 1904 BGB der Genehmigung des Vormundschaftsgerichts, wenn die begründete Gefahr besteht, daß der Betreute aufgrund der Maßnahme stirbt oder einen schweren und länger dauernden gesundheitlichen Schaden erleidet. In den Gesetzesbegründungen (Bundestagsdrucksache) wird beispielsweise die Einschaltung des Vormundschaftsgerichts für erforderlich gehalten, wenn es um Risikooperationen an Herzkranken oder aus anderen Gründen besonders gefährdeten Patienten geht. Wann von einer begründeten – also über allgemeine Risiken, wie sie etwa mit jeder Narkose verbunden sind, hinausgehenden ernstlichen und konkreten – Gefahr für Leben oder Gesundheit des Betroffenen auszugehen ist, ist umstritten. Zu einer über das normale, bei jeder Operation bestehende Risiko hinausgehenden konkreten Gefahr mit konsekutiver Genehmigungspflichtigkeit werden Hirnoperationen, aber auch häufig Elektrokrampfbehandlungen und der Einsatz bestimmter Psychopharmaka mit möglichen schweren Nebenwirkungen wie Lithium oder Clozapin oder die Langzeitbehandlung mit Neuroleptika und Antikonvulsiva gezählt. Schreiber (1991) hat in einer Stellungnahme aufgrund potentieller schädigender Nebenwirkungen und der möglichen iatrogenen Abhängigkeitsförderung nahezu alle in der klinischen Psychiatrie gebräuchlichen Medikamente als vormundschaftsgerichtlich genehmigungspflichtig eingestuft. Diese „Listenlösung" wurde einerseits als praktikabel und zu einer gewissen Sensibilisierung bei allen an einer ärztlichen Behandlung von einwilligungsunfähigen Betroffenen beteiligten Personen beitragend begrüßt. Andererseits warnt Nedopil (1993) vor einer starren Festlegung von „Listen gefährlicher Eingriffe" und spricht sich für eine einzelfallbezogene Abwägung von Nutzen, Schäden und Risiken aus. Auch von juristischer Seite wurde die „Listenlösung" als im Einzelfall unbrauchbar verworfen. Der Streit über den Umgang mit § 1904 BGB ist nicht als juristisch-medizinischer zu begreifen, sondern scheint in beiden Disziplinen zu wirken.

Das psychiatrische Gutachten wird sich in derartigen Fällen auch auf die Frage der Einwilligungsfähigkeit erstrecken. Notfalls muß dazu ein weiteres Gutachten eingeholt werden. Sachverständiger und ausführender Arzt dürfen nach den gesetzlichen Bestimmungen nicht personengleich sein, damit die Unabhängigkeit des Gutachtens sichergestellt ist. Für die Beurteilung der Einwilligungsfähigkeit wurden Kriterienkataloge vorgeschlagen, die folgende psychische Zustände der Einwilligungsunfähigkeit zuordnen:

- Der Patient ist nicht in der Lage, eine Wahlmöglichkeit zu nutzen, etwa bei katatonem oder depressivem Stupor, bei psychotischer Ambivalenz, bei manischer Erregung, bei schweren Zwangszuständen oder bei massivem Antriebsverlust.
- Der Patient kann eine gegebene Information nicht wirklich verstehen und sie somit auch nicht richtig wiedergeben, etwa bei erheblicher geistiger Behinderung oder bei dementiellen Erkrankungen.
- Der Patient kann die vorhandene Information nicht nutzen, etwa bei paranoiden Syndromen, Sinnestäuschungen, schweren formalen Denkstörungen, ausgeprägten Affektstörungen oder massiven Orientierungsstörungen.
- Die Einsicht eines Patienten in die konkrete Situation seiner Erkrankung ist wahnhaft verzerrt.
- Der Patient hat keine wirkliche Einsicht in die Natur seiner Situation und seiner Erkrankung, z. B. bei manischen Zuständen, Wahnsyndromen oder beginnender dementieller Erkrankung.

Generell können Einschränkungen der Einwilligungsfähigkeit auch dazu führen, daß das Verständnis komplizierter Sachverhalte nicht mehr gelingt, während das Verständnis für einfache erhalten sein kann. Damit hängt die Einwilligungsfähigkeit einerseits von der Ausprägung des psychopathologischen Befundes ab, andererseits ist sie von der Komplexität der jeweiligen Maßnahme her zu beurteilen. Für die klinische Praxis wurde eine Checkliste empfohlen (Neubauer 1993).

Vorläufige Anhaltspunkte für die Beurteilung der Einwilligungsfähigkeit

Je mehr der nachfolgenden Aussagen bejaht werden können, desto eher ist ein Zweifel an der Einwilligungsfähigkeit begründet.

Der Patient leidet		Ja/Nein
1.	an einer psychiatrischen Erkrankung	
1.1	an einer organischen, einschließlich symptomatischen psychischen Störung	
1.2	an einer psychischen und Verhaltensstörung durch psychotrope Substanzen	
1.3	an einer affektiven Störung, die so schwer ist, daß er jede Behandlung ablehnt	
1.4	an einer Schizophrenie, schizotypen oder wahnhaften Störung	
1.5	an einer schweren oder schwersten Intelligenzminderung	
2.	der Patient verhält sich so, als könne er eine Wahlmöglichkeit nicht nutzen	
3.	der Patient versteht die gegebene Information nicht wirklich im vollen Umfang	
4.	der Patient kann wegen der Erkrankung die verstandene Information für eine realitätsbezogene, vernünftige und angemessene Entscheidung nicht nutzen	
5.	der Patient hat keine wirkliche Einsicht in die Natur seiner Situation und seiner Krankheit	
6.	die geplante Behandlungsmaßnahme erfordert ein überdurchschnittliches Maß an Verständnis	

Geschäftsfähigkeit

§ 104 BGB Geschäftsunfähigkeit.
Geschäftsunfähig ist:
1. wer das 7. Lebensjahr nicht vollendet hat,
2. wer sich in einem die freie Willensbildung ausschließendem Zustand krankhafter Störung der Geistestätigkeit befindet, sofern nicht der Zustand seiner Natur nach ein vorübergehender ist.

Die Geschäftsfähigkeit wird von der Rechtsordnung grundsätzlich allen Personen zugebilligt, von denen angenommen werden kann, daß sie ein Mindestmaß an Urteilsvermögen besitzen, unabhängig davon, ob sie davon auch im Einzelfall einen zweckentsprechenden Gebrauch machen. Aus diesem Grund enthalten die §§ 104 ff. BGB keine positive Umschreibung der Geschäftsfähigkeit, sondern regeln die Ausnahmefälle der beschränkten Geschäftsfähigkeit sowie der Geschäftsunfähigkeit. Nach den gesetzlichen Bestimmungen sind 3 Altersstufen für die Geschäftsfähigkeit zu unterscheiden:
- Minderjährige, die das 7. Lebensjahr noch nicht vollendet haben, sind geschäftsunfähig.
- Minderjährige, die das 7. Lebensjahr vollendet haben, sind in der Geschäftsfähigkeit beschränkt (§ 106 BGB).
- Volljährige sind geschäftsfähig, sofern sie sich nicht in einem Zustand psychischer Krankheit befinden, der die Voraussetzungen des BGB § 104 Abs. 2 erfüllt.

Dabei darf die psychische Störung nicht vorübergehender Natur sein, d. h., es wird ein Dauerzustand vorausgesetzt, ohne daß es auf therapeutische Ansprechbarkeit ankommt. Für lediglich vorübergehende Störungen infolge von Bewußtseinsstörungen etwa im Rahmen von Intoxikationen, hochgradigen Fiebers oder ähnlichem gilt die Vorschrift des § 105 Abs. 2 BGB („Nichtig ist auch eine Willenserklärung, die im Zustande der Bewußtlosigkeit oder vorübergehenden Störung der Geistestätigkeit abgegeben wird").
Bei der rechtlichen Beurteilung bedeutet Geschäftsunfähigkeit zugleich das rechtliche Unvermögen einer Verständigung. Dieser Grundsatz, der auch in der juristischen Literatur nicht unwidersprochen geblieben ist, gilt auch, wenn sich die Geschäftsunfähigkeit auf die Erledigung einzelner Angelegenheiten beschränkt, also freie Willensbestimmung und Einsichtsfähigkeit nur auf einem bestimmten Gebiet ausgeschlossen sind, und es sich gerade um diesen bestimmten gegenständlich abgrenzbaren Kreis von Angelegenheiten handelt.
Das Konzept einer partiellen Geschäftsunfähigkeit infolge Beeinträchtigung der voluntativen Fähigkeiten ist von der Rechtssprechung bislang für Fälle zugelassen, in denen der oder die Betreffende in einem bestimmten Bereich durch wahnhaftes Erleben bestimmt war, z. B. durch einen Querulantenwahn oder durch einen Eifersuchtswahn. Hierzu wäre anzumerken, daß zwar isolierte Wahnbildungen die Entscheidungsfähigkeit einer Persönlichkeit in anderen Bereichen unberührt lassen können, jedoch auch andere als wahnhafte Störungen die Geschäftsfähigkeit auf bestimmte Bereiche einzuengen vermögen. Dabei ist zu berücksichtigen, daß die juristischerseits häufig betriebene Trennung der kognitiven von den voluntativen Fähigkeiten einer Persönlichkeit nicht der psychischen Realität entspricht (Rasch 1986). Auch in „normale" Willensentscheidungen und ihre Motivation geht die gesamte Persönlichkeit ein.
Nach einer bis in die jüngste Zeit zitierten Reichsgerichtsentscheidung liegt ein Ausschluß der freien Willensbestimmung vor, wenn der Betroffene nicht mehr in der Lage ist, seine Entscheidungen von vernünftigen Erwägungen abhängig zu machen. Dabei kommt es auf die psychischen Funktionen einer Persönlichkeit an; der Inhalt der getroffenen Entscheidungen selbst kann nicht Maßstab für die Beurteilung der Geschäftsfähigkeit sein, weil dies etwa bei exzentrischen Entscheidungen eines psychisch Ungestörten mit der Mißachtung seiner Persönlichkeit verbunden wäre.

Weitgehend Übereinkunft besteht darüber, daß mit „krankhafter Störung der Geistestätigkeit" Schizophrenien und affektive Psychosen, zumindest in einer aktiven Krankheitsphase, gemeint sind. Bei intelligenzgestörten Probanden kommt es auf das Ausmaß der intellektuellen Minderbegabung an. Probanden mit einem Abhängigkeitssyndrom kommen dann in Betracht, wenn sich aufgrund des lang anhaltenden Substanzkonsums organische psychische Störungen herausgebildet haben, etwa ein amnestisches Syndrom bzw. eine durch Alkohol oder sonstige psychotrope Substanzen bedingte Korsakow-Psychose. Insgesamt stellt sich die Frage der Geschäftsfähigkeit am häufigsten bei Probanden mit organischen psychischen Störungen, bei denen zu prüfen ist, inwieweit Einschränkungen in den kognitiven Funktionen (Gedächtnis, Denken, Orientierung, Auffassung, Rechnen, Lernfähigkeit, Sprache und Urteilsvermögen), aber auch möglicherweise in der Affektivität so stark ausgeprägt sind, daß aufgrund der Ausprägung der psychopathologischen Symptomatik von den Voraussetzungen von Geschäftsunfähigkeit auszugehen ist.

Während im Strafrecht begründete Zweifel an der Schuldfähigkeit genügen, um aus juristischer Sicht zu den Voraussetzungen von § 20 StGB zu kommen, muß im Zivilrecht die Geschäftsunfähigkeit bewiesen werden: Ist der hierfür erforderliche hohe Grad von Wahrscheinlichkeit nicht erreichbar, so ist das Rechtsgeschäft als wirksam zu behandeln, so daß es im Einzelfall auch zu scheinbar widersprüchlichen Entscheidungen im Straf- und Zivilprozeß kommen kann.

Testierfähigkeit

§ 2229 Abs. 4 BGB Testierfähigkeit.
Wer wegen krankhafter Störung der Geistestätigkeit, wegen Geistesschwäche oder wegen Bewußtseinsstörung nicht in der Lage ist, die Bedeutung einer von ihm abgegebenen Willenserklärung einzusehen und nach dieser Einsicht zu handeln, kann ein Testament nicht errichten.

Ein Erblasser kann durch Testament Erben bestimmen, einzelne Personen von der Erbfolge ausschließen, Vermächtnisse oder Auflagen machen, wobei allerdings besondere Formen eingehalten werden müssen. So muß die letztwillige Verfügung beim privatschriftlichen Testament eigenhändig geschrieben und unterschrieben werden, während beim öffentlichen Testament der Erblasser dem Notar seinen letzten Willen mündlich erklärt oder ihm eine Schrift mit der Erklärung übergibt, daß sie seinen letzten Willen enthalte.
Testierfähigkeit bedeutet die Fähigkeit, ein Testament wirksam zu errichten, zu ändern oder aufzuheben. Sie ist damit zwar nur ein Unterfall der allgemeinen Geschäftsfähigkeit, aber im BGB besonders geregelt.
Bei Betreuten hat die Betreuerbestellung für sich genommen keinen Einfluß auf die Testierfähigkeit. Selbst wenn der Betreuer in seinem Aufgabenkreis die Vermögenssorge des Betreuten zugewiesen bekommen hat oder wenn Anlaß zur Einrichtung der Betreuung die völlige Geschäftsunfähigkeit des Betreuten war und dieser zur Besorgung der eigenen Angelegenheiten ganz außerstande war, bleibt durch die Betreuungsanordnung die Geschäfts- und damit auch die Testierfähigkeit davon unberührt. Gemäß § 1903 Abs. 2 BGB kann sich selbst die Anordnung eines Einwilligungsvorbehalts, der in seinen Wirkungen einer (Teil-)Entmündigung gleichkommt, nicht auf Verfügungen von Todes wegen erstrecken. Liegt ein Testament vor, so kann es nur dann für unwirksam erklärt werden, wenn zum Zeitpunkt der Testamentserrichtung die Voraussetzungen der Testierunfähigkeit nach § 2229 Abs. 4 BGB vorgelegen haben. Damit ergibt sich für den Gutachter die Schwierigkeit, daß in aller Regel derjenige, dessen psychiatrische Voraussetzungen von Testier-

fähigkeit geprüft werden müssen, zum Zeitpunkt der Auftragserteilung bereits verstorben ist, und sich in nicht wenigen Fällen der sichere Nachweis einer sich auf die Testierfähigkeit auswirkenden psychopathologischen Symptomatik problematisch gestaltet.
Die Begrifflichkeit der in § 2229 BGB genannten psychischen Merkmale („krankhafte Störung der Geistestätigkeit", „Geistesschwäche", „Bewußtseinsstörung") verweist auf eine in anderen Gesetzesgebieten mittlerweile überwundene Terminologie. Mit „Bewußtseinsstörung" ist eine vorübergehende psychische Störung gemeint, für die in der Praxis ganz überwiegend Intoxikationszustände in Betracht kommen. Unabhängig von der Art einer ggf. vorliegenden psychischen Störung zum Zeitpunkt der Testamentserrichtung erfordert die Testierfähigkeit, daß der Erblasser zu der Vorstellung fähig ist, daß er ein Testament errichtet und welchen Inhalt die darin enthaltenen letztwilligen Verfügungen haben; er muß in der Lage sein, sich ein klares Urteil darüber zu bilden, welche Tragweite seine Anordnungen haben, insbesondere welche Wirkungen sie auf die persönlichen und wirtschaftlichen Verhältnisse der Betroffenen ausüben. Nach einem so gebildeten Urteil muß der Testierende frei von Einflußnahmen Dritter handeln können. Darüber hinaus muß der Erblasser nach der Rechtsprechung imstande sein, den Inhalt des Testaments von sich aus zu bestimmen und auszudrücken.
Kommt es im Rahmen einer psychischen Störung (z. B. vaskuläre Demenz) zu einem wechselnden psychopathologischen Zustandsbild, gilt die letzte im Zustand der Testierfähigkeit errichtete Verfügung. Bei den in Betracht kommenden psychischen Störungen handelt es sich in aller Regel um psychische Erkrankungen im engeren Sinne; Persönlichkeitsstörungen oder Störungen im Zusammenhang mit dem Gebrauch psychotroper Substanzen kommen für die Annahme von Testierunfähigkeit nicht in Betracht, es sei denn, es liegen substanzbedingte Veränderungen der kognitiven Fähigkeiten, des Affekts oder der Persönlichkeit (wie z. B. Korsakow-Psychose) vor. Mit dem Begriff „Geistesschwäche" sind Intelligenzstörungen gemeint, bei denen jedoch – wie bei der Geschäftsfähigkeit – letztlich Art und Intensität der psychopathologisch faßbaren Beeinträchtigung der Gesamtpersönlichkeit erfaßt und dargestellt werden muß. Allein die Zuordnung einer fundierten psychiatrischen Diagnose zu einem der in § 2229 Abs. 4 BGB genannten Rechtsbegriffe reicht nicht aus. Lassen sich jedoch aufgrund ausreichender und tragfähiger Informationen über dauernde psychopathologische Veränderungen wie Orientierungsstörungen im Hinblick auf Zeit, Ort und Situation, mnestische Störungen hinsichtlich des Alt- und Neugedächtnisses und der Merkfähigkeit, Affektstörungen, wie Affektinkontinenz, oder gar inhaltliche Denkstörungen, wie wahnhafte Personenverkennungen, nachweisen, ohne daß diese psychopathologischen Symptome auf eine vorübergehende psychische Störung (z. B. delirante Episode im Rahmen eines Entzugssyndroms) zurückgehen, läßt sich das von dem juristischen Auftraggeber mitunter ins Feld geführte „luzide Intervall" nicht mit Erkenntnissen über psychiatrische Krankheitsbilder vereinbaren.

Prozeßfähigkeit

Die Prozeßfähigkeit als prozessuale Geschäftsfähigkeit ist von der Verhandlungsfähigkeit zu unterscheiden. Sie umfaßt die Fähigkeit, einen Prozeß selbst oder durch einen selbst bestellten Vertreter zu führen, also Prozeßhandlungen selber wirksam vorzunehmen oder vornehmen zu lassen. Die Fähigkeit zur Bevollmächtigung gehört zur Prozeßfähigkeit deshalb, weil sich im Anwaltsprozeß vor dem Amtsgericht, dem Landgericht, dem Oberlandesgericht oder dem Bundesgerichtshof auch die prozeßfähige Partei von einem bei dem jeweiligen Gericht zugelassenen Anwalt vertreten lassen muß, so daß es für die Prozeßfähigkeit auch darauf ankommt, ob man zur Erteilung einer solchen Prozeßvollmacht rechtlich in der Lage ist. Nach § 52 ZPO (Zivilprozeßordnung) ist eine Person insoweit prozeßfähig, als sie sich durch Verträge verpflichten kann.

Prozeßfähigkeit ist die Voraussetzung des Prozesses und der Prozeßhandlungen: Klageerhebung, Anträge, Beweisantritte und ähnliche Prozeßhandlungen können nur von demjenigen wirksam vorgenommen werden, der prozeßfähig ist, ansonsten sind dessen Handlungen grundsätzlich unwirksam. Ein Prozeßunfähiger muß im Verfahren durch seinen gesetzlichen Vertreter vertreten werden, d. h. bei Minderjährigen durch die Eltern (§ 1629 Abs. 1 BGB) bzw. den Vormund (§§ 1789, 1793 BGB), im Falle der Betreuung durch den Betreuer (§ 1902 BGB), sofern die Prozeßführung in seinen Aufgabenkreis fällt.

Transsexualismus

Die ICD-10 liefert unter Berücksichtigung differentialdiagnostischer Ausschlußkriterien eine enge Definition des Transsexualismus:
- Die Betroffenen haben den Wunsch, als Angehörige des anderen Geschlechtes zu leben und als solche akzeptiert zu werden, in der Regel verbunden mit dem Wunsch, den eigenen Körper durch chirurgische und hormonelle Behandlungen dem bevorzugten Geschlecht anzugleichen.
- Die transsexuelle Identität besteht andauernd seit mindestens 2 Jahren.
- Der Transsexualismus ist nicht Symptom einer anderen psychischen Erkrankung, wie z. B. einer Schizophrenie, und geht nicht mit einer Chromosomenaberration einher.

Die häufigsten gutachterlichen Fragestellungen betreffen Verfahren zur Vornamens- und/oder Personenstandsänderungen, seltener sind sozialrechtliche Fragestellungen (wie z. B. Kostenübernahme für Heilbehandlungen) zu klären. Die Bestimmungen des Transsexuellengesetzes (TSG) regeln Voraussetzungen und Prozedere für die Vornamensänderung („kleine Lösung", §§ 1 ff. TSG) und Personenstandsänderungen („große Lösung", §§ 8 ff. TSG).

Änderungen der Vornamen

§ 1 Voraussetzungen.
(1) Die Vornamen einer Person, die sich auf Grund ihrer transsexuellen Prägung nicht mehr dem in ihrem Geburtseintrag angegebenen, sondern dem anderen Geschlecht als zugehörig empfindet und seit mindestens drei Jahren unter dem Zwang steht, ihren Vorstellungen entsprechend zu leben, sind auf ihren Antrag vom Gericht zu ändern, wenn
1. sie Deutscher im Sinne des Grundgesetzes ist oder wenn sie als Staatenloser oder heimatloser Ausländer ihren gewöhnlichen Aufenthalt oder als Asylberechtigter oder ausländischer Flüchtling ihren Wohnsitz im Geltungsbereich dieses Gesetzes hat,
2. mit hoher Wahrscheinlichkeit anzunehmen ist, daß sich ihr Zugehörigkeitsempfinden zum anderen Geschlecht nicht mehr ändern wird und
3. sie mindestens fünfundzwanzig Jahre alt ist.

Feststellung der Geschlechtszugehörigkeit

§ 8 Voraussetzungen.
(1) Auf Antrag einer Person, die sich auf Grund ihrer transsexuellen Prägung nicht mehr dem in ihrem Geburtseintrag angegebenen, sondern dem anderen Geschlecht als zugehörig empfindet und die seit mindestens drei Jahren unter dem Zwang steht, ihren Vorstellungen entsprechend zu leben, ist vom Gericht festzustellen, daß sie als dem anderen Geschlecht zugehörig anzusehen ist, wenn sie
1. die Voraussetzungen des § Abs. 1 Nr. 1 bis 3 erfüllt
2. nicht verheiratet ist
3. dauernd fortpflanzungsunfähig ist und
4. sich einem ihre äußeren Geschlechtsmerkmale verändernden operativen Eingriff unterzogen hat, durch den eine deutliche Annäherung an das Erscheinungsbild des anderen Geschlechts erreicht worden ist.

Im Verfahren zur Vornamensänderung geht es zunächst um die differentialdiagnostische Klärung des Vorliegens eines Transsexualismus. Abweichend vom sonst üblichen gutachterlichen Vorgehen ist eine 1- oder 2malige Untersuchung ohne Längsschnittbeobachtung der Bearbeitung der Fragestellung nicht angemessen. Vielmehr ist in der Praxis nicht selten zu beobachten, daß fachkundige Information und Beratung, sofern sie der Begutachtung vorgeschaltet werden, dazu führen können, daß die Betroffenen ihren Antrag auf Vornamensänderung wieder zurückziehen. Über diagnostische Erwägungen hinaus ist die Anamneseerhebung auf die Erstmanifestation und den weiteren Verlauf einer in Frage stehenden transsexuellen Symptomatik auszurichten. Herauszuarbeiten ist, inwieweit der Kontrast zwischen Selbstbild, Geschlechtsidentität und der körperlichen Erscheinung das Leben in der ursprünglichen Geschlechtsrolle beeinträchtigt (hat). Unter prognostischen Gesichtspunkten spricht für ein längeres Bestehenbleiben des Transsexualismus ein frühes Einsetzen der transsexuellen Symptomatik, deren Progredienz und vor allem die Stabilisierung unter den Bedingungen des sogenannten Alltagstestes (privates und öffentliches Auftreten als Angehörige[r] des anderen Geschlechts). Die Sicherheit der Prognose korreliert dabei mit der Dauer der Längsschnittbeobachtung.

Zusätzlich zu den Fragestellungen des Vornamensänderungsverfahrens geht es beim Personenstandsänderungsverfahren um eine Stellungnahme zur Fortpflanzungs(un)fähigkeit und um geschlechtsangleichende Operationen. Liegt eine Vorbegutachtung – insbesondere im Vornamensänderungsverfahren – vor, ist zwischenanamnestisch der weitere Verlauf der transsexuellen Symptomatik zu eruieren. Die Beurteilung der Fortpflanzungsfähigkeit und der geschlechtsangleichenden Operationen erfordert Spezialkenntnisse (vgl. Pfäfflin 1993 mit weiteren Literaturhinweisen).

3 Grundbegriffe forensisch-psychiatrischer Gutachtertätigkeit im Sozialrecht

Die Stellung des forensisch-psychiatrischen Gutachters bei sozialrechtlichen Fragestellungen entspricht im wesentlichen der bei straf- und zivilrechtlichen Fragestellungen. Dabei obliegt die Auswahl des Sachverständigen grundsätzlich dem jeweiligen Auftraggeber, entweder den Rentenversicherungsträgern, den Berufsgenossenschaften, den Versorgungsämtern oder den Sozialgerichten. Der Antragsteller hat dabei in der Regel keinen Einfluß auf die Auswahl des Sachverständigen; eine Ausnahme stellt lediglich im Sozialgerichtsverfahren § 109 SGG dar, wonach der Kläger die Möglichkeit hat, selbst einen Arzt seines Vertrauens als Sachverständigen auszuwählen. Aber auch dieser Gutachter wird vom Sozialgericht beauftragt.

In Gutachten über sozialrechtliche Fragestellungen kommt Einzelheiten des aktuellen Leistungsvermögens im Hinblick auf den erlernten und zuletzt ausgeübten Beruf und Leistungsanforderungen auf dem allgemeinen Arbeitsmarkt besondere Bedeutung zu, so daß eine ausführlichere Arbeitsanamnese erhoben werden muß. Hierzu gehört die Klärung der genauen Arbeitsbedingungen mit dem Anforderungsprofil der zuletzt ausgeübten Tätigkeit einschließlich einer Belastung durch eine Schichtregelung, Zeitdruck, Mitarbeiterführung, besondere Anforderungen an das Reaktionsvermögen und die Konzentration, an die Übernahme besonderer Verantwortung, einer Arbeitsverrichtung in Zwangshaltungen und/oder mit dem Einsatz von Arbeitsmitteln, bevorzugter aufgabenbedingter Körperpositionen, dem Umgang mit chemischen Substanzen, einer kognitiven und/oder emotionalen Belastung, regelmäßig und/oder gelegentlich zu bewegenden Gewichten, das kollegiale Arbeitsverhältnis und die Arbeitszufriedenheit, die Entfernung des Wohnorts zum letzten Arbeitsplatz und zur nächsten Haltestelle eines öffentlichen Verkehrsmittels und Angaben, wie der Weg zur Arbeitsstelle bisher zurückgelegt wurde und ob der Proband im Besitz einer Fahrerlaubnis ist und die Art und Struktur des Betriebes einschließlich der Frage nach dem Bestehen eines betrieblichen Sozialdienstes und betriebsärztlichen Dienstes.

Die wesentlichen sozialrechtlichen Fragestellungen mit den entsprechenden gesetzlichen Grundlagen sind in Tab. 11 übersichtsartig dargestellt.

Krankheitsdefinition

Die (forensische) Psychiatrie verfügt – ebenso wie die Medizin als Ganzes – über keinen einheitlichen Krankheitsbegriff. Die WHO definiert „Gesundheit" als einen Zustand völligen körperlichen, seelischen und sozialen Wohlbefindens, nicht nur als das Freisein von Krankheit und Gebrechen. Diese Definition ist in Gesetzgebung und Rechtsprechung nicht eingegangen. Vielmehr existiert auch dort kein einheitlicher Krankheitsbegriff. Eine für ein bestimmtes Rechtsgebiet festgelegte Krankheitsdefinition kann nicht auf ein anderes Rechtsgebiet übertragen werden; es ist jeweils die für das jeweilige Rechtsgebiet geltende rechtliche Regelung zu berücksichtigen, wenn eine bestimmte Fragestellung behandelt wird. In einem Bundessozialgerichtsurteil (BSG) vom 12.11.1985 (3 RK 45/83) wird Krankheit als „ein regelwidriger Körper- oder Geisteszustand, der eine Heilbehandlung erfor-

Tabelle 11 Wesentliche sozialrechtliche Fragestellungen (modif. nach Förster)

Fragestellung	Auftraggeber	Definition	Rechtliche Regelung
Arbeitsunfähigkeit (AU)	Krankenkasse im Streitfall: Sozialgericht	AU liegt vor, wenn der Versicherte wegen seiner Krankheit nicht oder nur mit der Gefahr, seinen Zustand zu verschlimmern, fähig ist, seiner bisher ausgeübten oder einer ähnlich gearteten leichteren Erwerbstätigkeit nachzugehen	§ 44 SGB V BSG 26, 288
Dienstunfähigkeit	Dienstherr im Streitfall: Verwaltungsgericht	der Beamte auf Lebenszeit ist in den Ruhestand zu versetzen, wenn er infolge eines körperlichen Gebrechens oder wegen Schwäche seiner körperlichen und geistigen Kräfte zur Erfüllung seiner Dienstpflicht dauernd unfähig (dienstunfähig) ist	§ 42 BBG
Berufsunfähigkeit (BU)	Rentenversicherungsträger im Streitfall: Sozialgericht	BU liegt bei einem Versicherten vor, dessen Erwerbsfähigkeit wegen Krankheit oder Behinderung auf weniger als die Hälfte derjenigen von körperlich, geistig und seelisch gesunden Versicherten mit ähnlicher Ausbildung und gleichwertigen Kenntnissen und Fähigkeiten gesunken ist	§ 43 (2) SGB VI
Erwerbsunfähigkeit (EU)	Rentenversicherungsträger im Streitfall: Sozialgericht	EU liegt bei einem Versicherten vor, der wegen Krankheit oder Behinderung auf nicht absehbare Zeit außerstande ist, eine Erwerbstätigkeit in gewisser Regelmäßigkeit auszuüben oder Arbeitsentgeld oder Arbeitseinkommen zu erzielen, daß $1/7$ der monatlichen Bezugsgröße übersteigt	§ 44 (2) SGB VI
Minderung der Erwerbsfähigkeit (MdE)	Unfallversicherungsträger im Streitfall: Sozialgericht	die MdE ist der teilweise Verlust der Erwerbsfähigkeit. Erwerbsfähigkeit im Sinne der gesetzlichen Unfallversicherung ist die Möglichkeit, seine Arbeitskraft auf dem „allgemeinen Arbeitsmarkt" wirtschaftlich zu verwerten	§ 581 RVO
Grad der Behinderung (GdB)	Versorgungsamt im Streitfall: Sozialgericht	Behinderung ist die Auswirkung einer nicht nur vorübergehenden Funktionsbeeinträchtigung, die auf einen regelwidrigen körperlichen, geistigen oder seelischen Zustand beruht; Schwerbehinderte sind Personen mit einem „GdB von wenigstens 50"	§ 3 SchwbG § 1 SchwbG

derlich macht oder Arbeitsunfähigkeit zur Folge hat" definiert. Nach einem BSG-Urteil vom 13. 10. 1978 (3 RK 81/77) ist eine Heilbehandlung dann erforderlich, wenn sich Schmerzen einstellen oder die Gefahr der Verschlimmerung des Zustandes droht.
Wichtig für die Kenntnis der rechtlichen Bewertung eines gutachterlich dargestellten Sachverhaltes ist, daß im Sozialrecht die anspruchsbegründenden Tatsachen, also das Vorliegen einer Krankheit, das Vorliegen eines Unfallereignisses, eine gesundheitliche Schädigung und eine daraus resultierende Einschränkung des Leistungsvermögens bewiesen sein müssen. Eine solche Voraussetzung liegt dann vor, wenn „kein vernünftiger, die Lebensverhältnisse klar überschauender Mensch noch zweifelt" (Entscheidungen des Bundessozialgerichtes, BSGE 6,144).

Arbeitsunfähigkeit

Verwendung findet der Begriff „Arbeitsunfähigkeit" auf dem Gebiet der Krankenversicherung und des Arbeitsrechtes. Er bezeichnet einen Gesundheitszustand, bei dem der Versicherte nicht mehr in der Lage ist, die zuletzt verrichtete Arbeit auszuüben oder nur mit der Gefahr, den Gesundheitszustand zu verschlimmern. Dabei bezieht sich der Begriff Arbeitsunfähigkeit auf die zuletzt ausgeübte Tätigkeit, wobei allenfalls noch eine sehr eng auszulegende „ähnlich geartete" Erwerbstätigkeit in Betracht kommt. Die Gefahr der Verschlimmerung begründet dann Arbeitsunfähigkeit, wenn die Verschlimmerung in absehbarer naher Zukunft zu erwarten wäre (BSGE 26,288). Die Feststellung der Arbeitsunfähigkeit erfolgt innerhalb der kassenärztlichen Versorgung (§ 46 SGB V) und begründet den daraus folgenden Anspruch auf Krankengeld.
Die Beurteilung der Arbeitsfähigkeit bei Vorliegen einer schizophrenen oder affektiven Störung ist auf die Akuität der psychopathologischen Symptomatik abzustellen. Nach Abklingen einer produktiv-psychotischen Symptomatik kann wieder Arbeitsfähigkeit bestehen, wenn keine ausgeprägten längerdauernden Residualsymptome (psychomotorische Verlangsamung, Aktivitätsminderung, Affektverflachung, Initiativmangel) vorliegen. Auch bei organischen psychischen Störungen ist das Ausmaß der psychopathologischen Symptomatik in Verbindung mit den Auswirkungen auf die konkrete Berufstätigkeit entscheidend: insbesondere ist auf Konzentrationsstörungen, Beeinträchtigung der mnestischen Funktionen und des Denkvermögens abzustellen. Bei Abhängigen mit gegenwärtigem oder ständigem Substanzgebrauch in einem Ausmaß, das zu Intoxikationssymptomen führt, ist Arbeitsunfähigkeit anzunehmen. Bei den übrigen nichtpsychotischen psychischen Störungen kommt vorübergehende Arbeitsunfähigkeit bei konkreter psychopathologischer Symptomatik, wie z. B. ausgeprägten Ängsten oder Zwangssymptomen, in Betracht.

Dienstunfähigkeit

Der Begriff der „Dienstunfähigkeit" ist im § 42 Bundesbeamtengesetz (BBG) geregelt.

§ 42 Abs. 1 BBG
Der Beamte auf Lebenszeit ist in den Ruhestand zu versetzen, wenn er infolge eines körperlichen Gebrechens oder wegen Schwäche seiner körperlichen und geistigen Kräfte zur Erfüllung seiner Dienstpflichten dauernd unfähig (dienstunfähig) ist. Als dienstunfähig kann der Beamte auch dann angesehen werden, wenn er infolge Erkrankung innerhalb eines Zeitraums von 6 Monaten mehr als 3 Monate keinen Dienst getan hat und keine Aussicht besteht, daß er innerhalb weiterer 6 Monate wieder voll dienstfähig wird. Bestehen Zweifel über die Dienstunfähigkeit des Beamten, so ist er verpflichtet, sich nach Weisung der Behörde ärztlich untersuchen und, falls ein Amtsarzt dies für erforderlich hält, auch beobachten zu lassen.

Inhaltlich entspricht der Begriff der Dienstunfähigkeit (bei Beamten, Richtern, Soldaten) im wesentlichen der der Arbeitsunfähigkeit von Arbeitnehmern.

Berufsunfähigkeit

Der Begriff der „Berufsunfähigkeit" wird nicht nur im Bereich der gesetzlichen Rentenversicherung, sondern auch im Gebiet der privaten Versicherungen (private Berufsunfähigkeit- bzw. Berufsunfähigkeitszusatzversicherung) verwandt. Je nach konkreter gutachterlicher Fragestellung ist hierbei auf den rechtlichen Kontext zu achten. Für den Bereich der gesetzlichen Rentenversicherung ist „Berufsunfähigkeit" im § 43 Abs. 2 SGB VI definiert: „Berufsunfähig sind Versicherte, deren Erwerbsfähigkeit wegen Krankheit oder Behinderung auf weniger als die Hälfte derjenigen von körperlich, geistig und seelisch gesunden Versicherten mit ähnlicher Ausbildung und gleichwertigen Kenntnissen und Fähigkeiten gesunken ist. Der Kreis der Tätigkeiten, nach denen die Erwerbsfähigkeit vom Versicherten zu beurteilen ist, umfaßt alle Tätigkeiten, die ihren Kräften und Fähigkeiten entsprechen und ihnen unter Berücksichtigung der Dauer und des Umfanges ihrer Ausbildung sowie ihres bisherigen Berufes und der besonderen Anforderungen ihrer bisherige Berufstätigkeit zugemutet werden können. Zumutbar ist stets eine Tätigkeit, für die die Versicherten durch Leistungen zur beruflichen Rehabilitation mit Erfolg ausgebildet oder umgeschult worden sind." Entscheidend ist somit nicht nur die medizinisch-psychiatrische Befunderstellung, sondern auch die Berücksichtigung von Ausbildung, bisherigem Beruf und bisheriger Berufstätigkeit. Hierbei ist die Erstellung eines positiven und negativen Leistungsbildes von Bedeutung, aber auch z. B. die Frage, welche Wegstrecke eines Arbeitsweges ein Proband noch zurücklegen kann.

Erwerbsunfähigkeit

Auch der Begriff der „Erwerbsunfähigkeit" wird in mehreren Rechtsgebieten verwandt, so daß etwa der Begriff der „völligen Erwerbsunfähigkeit" im Rahmen der gesetzlichen Unfallversicherung oder im Einkommensteuerrecht nicht mit einer Erwerbsunfähigkeit im Sinne der gesetzlichen Rentenversicherung gleichzusetzen ist. Für die in der Begutachtungspraxis bedeutsamste Fragestellung nach dem Vorliegen einer Erwerbsunfähigkeit im Sinne der gesetzlichen Rentenversicherung gilt:

> **§ 44 Abs. 2 SGB VI**
> Erwerbsunfähig sind Versicherte, die wegen Krankheit oder Behinderung auf nicht absehbare Zeit außerstande sind, eine Erwerbstätigkeit in gewisser Regelmäßigkeit auszuüben oder Arbeitsentgelt oder Arbeitseinkommen zu erzielen, das $1/7$ der monatlichen Bezugsgröße übersteigt. Erwerbsunfähig ist nicht, wer eine selbständige Tätigkeit ausübt.

Da die grundsätzlich nicht vom Sachverständigen zu entscheidende Frage des Vorliegens einer Erwerbsunfähigkeit nicht nur von medizinisch(-psychiatrischen) Voraussetzungen abhängt, sollte sich der Sachverständige einer Äußerung zu dieser konkreten Fragestellung enthalten. Es entspricht vielmehr der gutachterlichen Beurteilungskompetenz darzustellen, in welcher Weise eine Minderung der Leistungsfähigkeit im Erwerbsleben in qualitativer und quantitativer Hinsicht vorliegt. Darzustellen sind:
- die aus Krankheit(en) oder Gebrechen resultierenden Funktionseinbußen (die Angabe der Diagnose genügt nicht),
- deren Auswirkung auf die Leistungsfähigkeit im Erwerbsleben (negatives Leistungsbild),
- die verbliebenen Leistungsmöglichkeiten auf dem allgemeinen Arbeitsmarkt (positives Leistungsbild – „Restleistungsvermögen"),
- die noch verwertbare Arbeitszeit (vollschichtig – unter vollschichtig – unter halbschichtig – unter 2stündig),
- der Beginn der Leistungseinschränkung sowie deren voraussichtliche Dauer, falls begründete Aussicht auf Wiederherstellung und Verbesserung der Leistungsfähigkeit – insbesondere durch Rehabilitationsmaßnahmen – besteht.

Nach dem Grundsatz „Rehabilitation vor Rente" sollte die soziale Selbständigkeit durch Wiedereingliederung in einen Beruf wenn immer möglich angestrebt werden, wobei dieses Bemühen – nicht nur bei psychotisch gestörten Probanden – häufig an der Unmöglichkeit scheitert, den Patienten in eine entsprechend geeignete Arbeitsstelle zu vermitteln. Probleme in der Praxis werfen insbesondere Probanden mit nichtpsychotischen psychischen Störungen auf, vor allem wenn es um die Frage der Dauer der Leistungsfähigkeitseinschränkung oder um die Möglichkeit geht, daß festgestellte psychopathologische Symptome durch Rentenablehnung verschwinden würden. Dabei ist die Frage, welchen Einfluß auf die weitere Entwicklung des Störungsbildes eine Berentung haben würde, in dieser klaren Form nur selten kriterienorientiert zu beantworten. Anhaltspunkte sollten sich aus der Beantwortung folgender Fragen ergeben (Förster 1994):
- Liegt ein mehrjähriger Verlauf vor?
- Handelt es sich um einen kontinuierlichen, primär chronischen Verlauf oder sind zwischenzeitliche Remissionen, ggf. nach therapeutischen Maßnahmen, zu beobachten?
- Besteht bzw. bestand eine regelmäßige ambulante Therapie?
- Haben stationäre Behandlungsversuche, auch mit unterschiedlichen therapeutischen Ansatzpunkten, stattgefunden?
- Sind Rehabilitationsmaßnahmen gescheitert?

Sind alle diese oder ein Großteil der Fragen zu bejahen und liegt außerdem eine im rechtlichen Sinne „erhebliche" Störung vor, die durch Schwere und Ausprägungsgrad der Symptomatik in quantifizierbarer Weise vom Sachverständigen erfaßt wurde, dürfte mit der Wiederherstellung der vollen Erwerbsfähigkeit kaum zu rechen sein. Bei Verdacht auf eine beginnende Entwicklung einer Rententendenz sollte frühzeitig neben Rehabilitationsmaßnahmen an Alternativen für eine Rente gedacht werden (berufsfördernde Maßnahmen, Umschulungsmaßnahmen, Wiedereingliederungsmaßnahmen, Arbeitsplatzwechsel).

Die konkrete individuelle Beeinträchtigung im Einzelfall kann dabei an dem bei strafgerichtlichen Fragestellungen bewährten strukturell-sozialen Krankheitsbegriff (Rasch

1986) gemessen werden. Bei dieser Krankheitsdefinition wird die Persönlichkeit von der Struktur eines psychopathologischen Geschehens bestimmt, das Auswirkungen auf das gesamte Sozialverhalten hat. Danach ist die Schwere einer Störung am Ausmaß einer typisierenden Umprägung der Persönlichkeit zu messen, wie sie etwa bei psychopathologischen Entwicklungen eintritt. Zu fragen wäre demnach vor allem:

- Inwieweit hat die („neurotische") Symptomatik die Organisation der Lebensführung, etwa die Gestaltung des Tagesablaufs, übernommen? Ist es etwa aufgrund einer anhaltenden bzw. progredienten inneren Auseinandersetzung mit Störungsinhalten zu einer Einschränkung von Freizeitaktivitäten, Kontaktreduktion, Interessenabsorption gekommen (z. B. bei einer mit Vermeidungsverhalten einhergehenden phobischen Störung)?
- Inwieweit ist es zu einer Festlegung auf störungsspezifische stereotype Verhaltensweisen gekommen (z. B. bei einer mit Zwangsritualen einhergehenden anankastischen Entwicklung)?
- Inwieweit ist eine realitätsverzerrende Wahrnehmung eingetreten (z. B. bei einer mit „Doctor-Shopping" oder gar Bettlägerigkeit einhergehenden Hypochondrie), die eine Einschränkung der Distanzierungskapazitäten indiziert?

Die strukturelle Verbindung einzelner Symptome zu einem gestalthaften Krankeitsbild umgreift Defizite in der sozialen Kompetenz, die neben störungsbedingten Auswirkungen auf Haushaltsführung, Partnerschaft oder Familie auch den Aspekt der beruflichen Leistungsfähigkeit tangiert. In welchem Ausmaß das Potential, sich von den sozialen Erwartungen im Hinblick auf regelmäßige Arbeitstätigkeit ansprechen zu lassen, reduziert ist, ergibt sich aus einer Gesamtbeurteilung der aufgeführten Dimensionen. Eine Einschränkung der verwertbaren Arbeitszeit resultiert nicht aufgrund einer durch Erfüllung bestimmter Ein- und Ausschlußkriterien getroffenen diagnostischen Zuordnung, sondern aus den störungsbedingten sozialen Auswirkungen mit der beschriebenen Einengung der Lebensführung und der Variationsmöglichkeiten des Handelns in den verschiedenen Bereichen. Beim Nachweis einer derartigen psychopathologischen Entwicklung dürfte eine vollschichtige Arbeitstätigkeit nicht erwartbar sein. Die Einschätzung von Normabweichungen in den verschiedenen psychischen Dimensionen kann durch psychodiagnostische Testuntersuchungsverfahren gestützt werden. Die Beurteilung anderer psychischer Störungen, wie z. B. der Abhängigkeitsentwicklung, unter sozialrechtlichen Gesichtspunkten ist nach dem beschriebenen Modell ebenfalls möglich, wie es auch im folgenden Fallbeispiel relevant wird.

Gutachtenbeispiel 10

Der zum Zeitpunkt der Untersuchung 56 Jahre alte Herr K. wurde zur Frage seiner Erwerbsfähigkeit im ... ambulant psychiatrisch begutachtet.

Der Lebensgang von Herrn K. wurde bis zu dem Vorfall am ... , der Grundlage der Verurteilung durch das Landgericht ... am ... war, im eigenen Gutachten vom ... ausführlich dargestellt, so daß im Hinblick auf die Fragestellung eine Wiedergabe der wichtigsten Ergebnisse erfolgt.

Herr K. ist 19.. mit der Mittleren Reife von der Schule abgegangen und war zunächst nach verschiedenen Praktika als Elektriker, später in einem Reisebüro tätig. 19.. gelang ihm mit Hilfe seines Vaters der Einstieg in den öffentlichen Dienst. Über verschiedene, jeweils mit einem Aufstieg verbundene Tätigkeiten gelang ihm 19.. der Sprung zum Verwaltungsleiter des Krankenhauses ... Diese Stelle hatte er bis zur Schließung des Krankenhauses ... inne. Im Rahmen der zunehmenden sozialen Ausgliederung in den folgenden Jahren kam es nur noch zu zeitweiligen Arbeitstätigkeiten (etwa als Lagerarbeiter), die weder seiner Ausbildung noch seinen Interessen entsprachen.

Der von Herrn K. angegebene Alkoholmißbrauch seines Vaters kann als Risikoparameter für die später bei Herrn K. einsetzende Abhängigkeitsentwicklung angesehen werden. Anfang der ... er Jahre kam es bei Herrn K. zu einem progredienten Alkoholabusus, im Rahmen dessen 19../.. wegen Fahrens in alkoholisiertem Zustand ein Führerscheinentzug erfolgte. Ab Mitte der ... er Jahre ist es bei Herrn K. zu einem progredienten Medikamentenabusus gekommen, der mit Gelegenheitsanfällen und deliranten Episoden im Entzug einherging. Die Persönlichkeitsentwicklung von Herrn K. war nach den Vorgutachten spätestens ab Mitte der ... er Jahre durch Medikamentensucht, Alkoholismus, Depravation, soziale Ausgliederung und Suizidalität gekennzeichnet. Herr K. geriet in einen Zustand chronischer Intoxikation wechselnder Intensität, der ihn außerstande setzte, eine Erwerbstätigkeit in gewisser Regelmäßigkeit auszuüben.

Am ... wurde Herr K. vom Landgericht ... wegen ... unter Einbeziehung einer Vorverurteilung zu einer Gesamtfreiheitsstrafe von ... Jahren und aufgrund eines vorsätzlichen Vollrausches zu einer Freiheitsstrafe von ... Jahren verurteilt; gleichzeitig wurde die Unterbringung in einer Entziehungsanstalt angeordnet. Nach Verbüßung eines Teils der Freiheitsstrafe erfolgte von ... bis ... im Rahmen des Maßregelvollzuges eine Behandlung in ... Nach den Angaben von Herrn K. ist es ihm seither nicht gelungen, seinen Vorstellungen entsprechend eine gesellschaftliche Integration zu erreichen. Zu einer Berufstätigkeit ist es nicht mehr gekommen. Intiativen von Herrn K., anderen Menschen zu helfen – etwa der Aufbau des Vereins ... – sind, legt man ein psychodynamisches Interpretationsmodell zugrunde, als Abwehr eigener Hilfsbedürftigkeit und Hilflosigkeit zu verstehen. Den Aufbau des genannten Vereins gab Herr K. nach seinen Angaben auf, als er wegen der Gemeinnützigkeit des Vereins Gelder beantragte, das Gesundheitsamt jedoch intervenierte. Zur Zeit betreut Herr K. stundenweise Senioren in einem Altersheim, schreibt beispielsweise Briefe für einige Bewohner.

Nach 3 gescheiterten Partnerbeziehungen lebt Herr K. allein in einer Wohnung, die vom Sozialamt finanziert wird und bezieht Sozialhilfe. Die von ihm geschilderten kleinen Freundeskreise setzen sich zum Teil aus Menschen zusammen, die eine ähnliche Suchtproblematik haben wie Herr K. Einsparungen, die er durch Inanspruchnahme der Tagesstätte eines ... erzielt, verwendet er, um etwa Möbel zu finanzieren oder um Suchtmittel auf dem „grauen" oder „schwarzen Markt" zu erwerben. Eigenanamnestisch schilderte Herr K., 19.. eine Oberschenkelhalsfraktur rechts erlitten zu haben, nachdem er unter Medikamenten stehend auf der Straße angefahren worden war; mittlerweile hat die Materialentfernung stattgefunden. Im vorliegenden fachorthopädischen Gutachten von Herrn Dr. ... vom ... wurde in diesem Zusammenhang ein Zustand nach pertrochantärer Oberschenkelhalsfraktur rechts mit mäßiggradigem Belastungsschmerz und geringer Bewegungseinschränkung festgestellt. Bezüglich weiterer Krankenhausaufenthalte hat Herr K. lediglich eine ambulant durchgeführte Herniotomie angegeben, die komplikationslos verlaufen ist.

Bei der jetzigen Begutachtung wurde – wie bei der vorangegangenen – auf neurologischem Gebiet kein krankhafter Befund erhoben. Nachdem Herr K. auf Aufforderung nach eigenen Angaben den Tranquilizerkonsum im Vergleich zu den vorherigen Tagen reduziert hatte, fiel in der körperlichen Nachuntersuchung eine Steigerung der Pulsfrequenz und des Blutdrucks neben einem leichten, mittelschlägigen Tremor der Hände mit etwas vermehrter Schweißbildung palmar beim Armhalteversuch auf. Dieser Befund paßt zu einer allmählich einsetzenden körperlichen Entzugssymptomatik. Wie in der Voruntersuchung dargelegt, konnten auch bei der aktuellen Begutachtung keine Anhaltspunkte für das Vorliegen einer endogenen Psychose erhoben werden. Im Vordergrund der psychopathologischen Symptomatik steht eine schwere neurotische Persönlichkeitsverformung, einhergehend mit einer anhaltenden Medikamentensucht, die weiter unten ausführlich dargestellt wird.

Der von Herrn K. angegebene episodische Alkoholmißbrauch im Zusammenhang mit Belastungssituationen hat nicht zu körperlichen Folgeschäden geführt, insbesondere fehlten Hinweise für eine alkoholtoxische Hepatopathie oder Polyneuropathie. Im psychischen Befund konnten unter Berücksichtigung der relevanten psychopathologischen Kategorien keine Hinweise für ein alkoholtoxisches hirnorganisches Abbausyndrom gewonnen werden. Damit korrespondieren die Ergebnisse der psychodiagnostischen Untersuchung, nach denen Herr K. über eine durchschnittliche Leistungsfähigkeit bei recht ausgeglichenem Leistungsprofil verfügt. Ein Leistungsschwerpunkt fand sich bei der visuellen Vorstellungsfähigkeit im Sinne des schnellen Erfassens von Gestaltzusammenhängen. Im Vergleich zur Voruntersuchung im ... fand sich jedoch eine deutliche Verlangsamung des Wahrnehmungstempos, die mit einer aktuellen Beeinflussung durch Benzodiazepine zusammenhängen kann. Hinweise für eine Störung der hirnorganischen Funktionsleistungen fanden sich jedoch in der testpsychologischen Leistungserhebung nicht.

Bei der persönlichkeitspsychologischen Erhebung zeigte sich hinsichtlich der geprüften Persönlichkeitsdimensionen im Vergleich zum Vorgutachten vom ... eine deutliche Zunahme der emotionalen Labilität im Sinne eines für neurotische Persönlichkeiten typischen Profils. Auf der Basis geringer Belastbarkeit mangelt es Herrn K. an adäquaten Konfliktbearbeitungsmöglichkeiten, insbesondere an einer ausreichenden Durchsetzungsfähigkeit mit deutlicher Aggressionshemmung. So neigt er einerseits zu forcierter Problemlösung, die aufgrund von Überforderung oft mißlingt und dann mit Passivität unter Resignation verbunden ist, andererseits zeigt er ausgeprägte Bagatellisierungs- und Vermeidungsstrategien, erwartet dann eine Konfliktlösung durch äußere Faktoren. Starke Schuldgefühle führen zur Negierung eigener aggressiver Impulse, die bei längerdauernder Belastung zu selbstdestruktiven Verhaltensweisen, d. h. zur Wendung aggressiver Impulse gegen die eigene Person führen. Die psychische Befindlichkeit von Herrn K. ist durch eine hochgradige Labilität gekennzeichnet, die in Form von Depressionen, vielfältigen körperlichen Beschwerden, einer ausgeprägten psychovegetativen Reaktionstendenz sowie starker Selbstunsicherheit, Ängstlichkeit und geringer Frustrationstoleranz zum Ausdruck kommt. Bei starker Irritierbarkeit, Gehemmtheit und einer ausgeprägt weiblichen Selbstschilderung dominiert introversives Verhalten, so daß er im sozialen Kontakt ungesellig und zurückgezogen ist. Auffällig ist ferner die mangelnde Übernahme von Verantwortung für Konflikte.

Die im psychischen Befund beschriebene Instabilität des Selbstbildes in Verbindung mit einem durchgängigen Muster von Großartigkeit in der Phantasie, der Beschäftigung mit Phantasien von Volk und Glanz, einem Verlangen nach ständiger Aufmerksamkeit sowie der Neigung, Handlungen anderer Menschen teilweise als absichtlich erniedrigend oder bedrohlich zu interpretieren, entspricht dem Bild einer emotionalen instabilen Persönlichkeit mit narzißtischen Zügen. Betrachtet man somit die Persönlichkeitsentwicklung von Herrn K. im Längsschnitt, ist im Gegensatz zu der Einschätzung im Gutachten von ... davon auszugehen, daß sich im Vergleich zu dem vor ca. 10 Jahren erhobenen Befund der Persönlichkeitsumbau eher verstärkt und verfestigt hat.

Diese Persönlichkeitsverformung ist mit einem anhaltenden Suchtverhalten einhergegangen. Nach Selbsteinschätzung von Herrn K. hat die Entziehungsbehandlung in ... „nichts gebracht"; es ist zwar – zumindest im Verlauf der Behandlungszeit – zu einer Reduktion des Alkoholkonsums und nach Entlassung bislang zu keiner strafrechtlichen Auffälligkeit gekommen, eine Herauslösung aus dem Suchtverhalten hat jedoch offenbar nicht stattgefunden. Nach den Angaben von Herrn K. hat er auch in der Zeit in der Klinik ... sich immer wieder Medikamente besorgt. Die positive Verlaufsbeurteilung der ... -Klinik, die zur bedingten Entlassung 19.. führte, stützt sich u. a. darauf, daß bei Herrn K., nachdem eine Urinkontrolle Benzodiazepine enthielt, 2 weitere Urinproben „negativ" waren. Über die Persönlichkeitsentwicklung von Herrn K. ist den Akten schon angesichts fehlender Verlaufseintragungen in der Krankengeschichte der ... -Klinik nichts zu entnehmen. Die von Herrn Dr. ... im nervenärztlichen Befundbericht vom ... geäußerte Einschätzung, daß eine Entziehungskur mit Aufarbeitung der der Sucht zugrunde liegenden Persönlichkeitsproblematik bestehende oder drohende Einschränkungen der Arbeits- bzw. Erwerbsfähigkeit beheben könnte, ist angesichts der Längsschnittbetrachtung zu optimistisch gewesen.

Herr K. hat bei der jetzigen Untersuchung angegeben, nicht nur während der Behandlungszeit in ..., sondern auch nach Entlassung sein Suchtverhalten fortgesetzt zu haben. Dabei stehen an Suchtmitteln Medikamente aus der Gruppe der Benzodiazepine (aktuell Flunitrazepam und Oxazepam) im Vordergrund. Dabei konsumiert er etwa 2 50er Packungen Oxazepam pro Monat. Die von ihm geschilderten Symptome wie Händezittern, Kopfdruck, Kopfschmerzen, Schlafstörungen, Lethargie, Apathie bis hin zu Selbstmordgedanken sind als typische Entzugszeichen aufzufassen. Die anhaltende soziale Ausgliederung geht mit einer Beschränkung auf Kontakte zu „esoterischen Kreisen" einher, wobei die beteiligten Menschen zum Teil mit einer ähnlichen Suchtproblematik behaftet sind. Der Selbsteinschätzung einer „Existenz auf Sparflamme" entspricht die mit dem

Suchtverhalten verbundene Vernachlässigung anderer Vergnügen oder Interessen zugunsten des Substanzkonsums.
Schon im Hinblick auf die 2 Jahre lange Behandlung von Herrn K. in einem Suchtkrankenhaus ist auffällig, daß in den Berichten von Herrn Dr. ... vom ... und dem beigefügten Brief von Dr. ... die Suchtanamnese von Herrn K. nicht berücksichtigt wird. Herr K. hat dazu angegeben, daß er vor beiden Ärzten versucht hat, das Suchtgeschehen zu „kaschieren". Aus den übersandten Unterlagen von Herrn Dr. ... geht hervor, daß Herr K. von 19.. bis 19.. wiederholt Tranquilizerpräparate verschrieben wurden. Nach Angaben von Herrn K. ist es zum Abbruch der Behandlung bei Herrn Dr. ... gekommen, weil sich dieser geweigert hat, den Forderungen von Herrn K. nach Verschreibung von Suchtmitteln weiter nachzukommen.
Im Gutachten von Dr. ... vom ... wird ein Alkohol- und Medikamentenmißbrauch verneint. Herr Dr. ... stützt sich hierbei einerseits auf die Angaben von Herrn K., Medikamente oder Alkohol nicht mißbräuchlich einnnehmen zu müssen. Hierbei hat Herr K. geäußert, daß der Gutachter Angaben von ihm nicht richtig wiedergegeben hat. Im fachorthopädischen Gutachtachten von ... ist als anamnestische Angabe von Herrn K. notiert, daß er an Medikamenten täglich in unterschiedlicher Dosierung zur Beruhigung „... -Tabletten" einnehme. Es liegt nahe, daß mit „... " eigentlich Sigacalm-Tabletten gemeint sind, die das Benzodiazepin Oxazepam enthalten und Herrn K. von dem zur Zeit behandelnden Arzt für Allgemeinmedizin ... verschrieben wurden. Möglicherweise war den orthopädischen Gutachtern dieses Medikament nicht bekannt, jedenfalls wurde im Gutachten im weiteren die Frage des Medikamentenmißbrauchs bzw. der Medikamentensucht nicht weiter diskutiert.
Die anamnestischen Angaben von Herrn K. werden durch die Beobachtungen seines aktuell behandelnden Hausarztes Dr. ... gestützt, der bei Herrn K. eine „Medikamentenabhängigkeit" diagnostizierte und bestätigte, daß die von Herrn K. genannten Medikamente Sigacalm und Rohypnol von ihm verschrieben wurden. Aus den von Herrn Dr. ... mitgeteilten Rezeptierungen geht hervor, daß Herr K. etwa 1–2 50er Packungen benzodiazepinhaltige Medikamente monatlich verordnet bekam. Herr K. hat darüber hinaus angegeben, daß er 2 weitere Ärzte „an der Hand" habe, die ihm ebenfalls Suchtmittel verordnen würden, deren Namen er jedoch nicht nennen möchte, da diese selbst ein Suchtproblem hätten und er nicht nur befürchte, daß er mit einer Schweigepflichtsentbindung der Ärzte deren Verschreibungsverhalten beeinflussen könnte, sondern auch dann mit persönlichen Schwierigkeiten mit den Ärzten rechne.
Bei der aufgrund der Angaben von Herrn K. veranlaßten Blut- und Urinuntersuchung konnte, entsprechend der Angabe von Herrn K., das Medikament Rohypnol eingenommen zu haben, Flunitrazepam im Urin und Serum nachgewiesen werden. Trotz des aufgrund der anamnestischen Angaben von Herrn K. und aufgrund des Laborbefunds offensichtlichen Medikamentenkonsums erschien Herr K. während der Explorationen in den klassischen psychopathologischen Kategorien nicht auffällig verändert. Insofern ergibt sich eine Übereinstimmung mit dem psychischen Befund von Herrn Dr. ... , der in seiner Untersuchung vom ... „Zeichen von Alkohol- bzw. Medikamentenmißbrauch nicht nachweisen" konnte. Für ein Fortbestehen einer körperlichen Abhängigkeit bei Herrn K. spricht aber – abgesehen von einem gelegentlich bei der Untersuchung imponierenden Foetor alcoholicus – die bei der körperlichen Untersuchung unter anamnestisch angegebener Medikamentenreduktion aufgetretene beginnende Entzugssymptomatik.
Insgesamt ist damit aus forensisch-psychiatrischer Sicht festzustellen, daß der bei Herrn K. im Vorgutachten vom ... diagnostizierte, im Hinblick auf die lange Dauer der Sucht als erheblich eingeschätzte Persönlichkeitsumbau im Rahmen der stationären Behandlung in der ... -Klinik und der bis in die Gegenwart fortgeführten ambulanten hausärztlichen und teilweise nervenärztlichen Behandlung keineswegs abgebaut wurde, sondern sich im Sinne einer schweren neurotischen Persönlichkeitsverformung mit anhaltendem Suchtverhalten fortgesetzt hat. Es ist somit nicht, wie Herr ... in einem Gutachten vom ... angenommen hat, von „episodischen Störungen" auszugehen, vielmehr findet die pathologische Persönlichkeitsentwicklung Ausdruck in einer chronischen Sucht, die gemäß dem internationalen Klassifikationssystem ICD-10 als Störung durch multiplen Substanzgebrauch (schwerpunktmäßig Benzodiazepine und Alkohol) mit ständigem Substanzgebrauch im Rahmen eines Abhängigkeitssyndroms einzuordnen ist.

Aufgrund der festgestellten Störungen ist Herr K. aus forensisch-psychiatrischer Sicht seit Ende der ... er Jahre auf nicht absehbare Zeit außerstande, eine Erwerbstätigkeit in gewisser Regelmäßigkeit auszuüben. Angesichts der in der zweiten Hälfte der ... er Jahre wiederholt fehlgeschlagenen Entziehungsbehandlungen und der von 19.. bis 19.. durchgeführten stationären Behandlung in der ... -Klinik unter Berücksichtigung des aktuellen Persönlichkeitsbildes erscheint es aussichtslos, zur Wiederherstellung der Erwerbstätigkeit eine erneute Entwöhnungsbehandlung bei Herrn K. durchzuführen.

Im einzelnen beantworten wir die im Beweisbeschluß vom ... gestellten Fragen wie folgt:
1. Bei Herrn K. besteht eine schwere neurotische Persönlichkeitsverformung, die mit einem chronischen Suchtverhalten einhergeht, wobei ein Abhängigkeitssyndrom schwerpunktmäßig im Hinblick auf Benzodiazepine und Alkohol besteht.
2.–4. Ohne Berücksichtigung der im fachorthopädischen Gutachten von Dr. ... vom ... aufgeführten Krankenheiten oder Gebrechen ist bereits aufgrund der festgestellten psychischen Störung davon auszugehen, daß Herr K. nicht mehr in der Lage ist, Arbeiten auf dem allgemeinen Arbeitsfeld in gewisser Regelmäßigkeit auszuüben, wobei der zeitliche Umfang einer Tätigkeit ohne wesentliche Unterbrechung und ohne Schaden für die Gesundheit auf weniger als 2–3 Stunden einzuschätzen ist.
5. In Übereinstimmung mit dem Gutachten von ... ist aus forensisch-psychiatrischer Sicht der Beginn der Erwerbsunfähigkeit Ende der ... er Jahre eingetreten; aufgrund der eigenen Untersuchung sind wir jedoch im Gegensatz zu Herrn ... nicht der Auffassung, daß bei Herrn K. in den Jahren 19.. und 19.. episodisch psychische Störungen vorgelegen haben, die eine Beziehung zur Lebensentwicklung und zu einem Alkohol- und Medikamentenmißbrauch haben; vielmehr haben die vorgenommenen Untersuchungen ergeben, daß bei Herrn K. im Längsschnitt eher eine Verstärkung der neurotischen Persönlichkeitsverformung und eine weitere Chronifizierung des Suchtverhaltens eingetreten ist, so daß der Versicherungsfall der Erwerbsunfähigkeit nicht ab 19.. weggefallen ist, sondern fortbesteht.
6. Aufgrund der speziellen Persönlichkeitsproblematik, der langen Dauer und Ausprägung des Suchtverhaltens sowie der wiederholt gescheiterten Entziehungsbehandlungen erscheint eine erneute therapeutische Maßnahme – etwa eine stationäre Entwöhnungsbehandlung – aussichtslos. Der Versicherungsfall der Erwerbsunfähigkeit dürfte daher auf nicht absehbare Zeit fortbestehen.

Minderung der Erwerbsfähigkeit (MdE)

Erwerbsfähigkeit im Sinne der gesetzlichen Unfallversicherung ist die Möglichkeit, seine Arbeitskraft auf dem „allgemeinen Arbeitsmarkt" wirtschaftlich zu verwerten. Die MdE ist der teilweise Verlust der Erwerbsfähigkeit. Somit gilt in der Unfallversicherung und im sozialen Entschädigungsrecht die MdE als Maßstab für den bestehenden Leistungsumfang und bestimmt die Höhe der Rente. Dabei ist zu berücksichtigen, daß bei der Begutachtung in der gesetzlichen Unfallversicherung stets erst ab einer MdE von 20% Rente gewährt wird. Ein vorläufiger Rentenanspruch wird während der ersten 2 Jahre festgestellt. Die erste Feststellung des Anspruchs auf Dauerrente setzt grundsätzlich eine mögliche Änderung der Verhältnisse, etwa eine Besserung, nicht voraus und ist unabhängig von früherer Einschätzung. Die Dauerrente kann jedoch nur in Abständen von mindestens 1 Jahr von der letzten Bescheiderteilung geändert werden, wenn entscheidende Änderungsmerkmale nachweisbar sind.

Kausalität

Da Träger der gesetzlichen Unfallversicherung nach Eintritt eines Arbeitsunfalles bestimmte Leistungen gewähren, wird häufig die gutachterliche Fragestellung der Kausalität aufgeworfen. Kausalität bezeichnet den Ursachenzusammenhang zwischen Bedingungen und bestimmten Erfolgen. Dabei betrifft die haftungsbegründende Kausalität den ursächlichen Zusammenhang zwischen einer gesetzlich geschützten „Risikotätigkeit" mit dem schädigenden Ereignis (z. B. Unfall). Nur wenn dieses schädigende Ereignis ursächlich auf einer „Risikotätigkeit" beruht, kommt eine Schädigung im Sinne des sozialen Entschädigungsrechts in Betracht. Die haftungsausfüllende Kausalität verlangt zusätzlich einen Zusammenhang zwischen dem schädigenden Ereignis (z. B. Unfall) und der Gesundheitsstörung (z. B. Schädel-Hirn-Trauma). Eine Anerkennung der Folgen einer Gesundheitsstörung kommt als Schädigungsfolge nur in Betracht, wenn sie ursächlich auf einem schädigenden Ereignis beruht und nicht durch andere Faktoren verursacht worden ist, dabei ist die Frage des „ursächlichen" Zusammenhangs die an den Sachverständigen zu stellende Frage. Als Ursachen gelten im Rahmen der Kausalitätslehre von der wesentlichen Bedingung im Bereich des Sozialrechts nur die Bedingungen, die wegen ihrer besonderen Beziehung zum Erfolg zu dessen Eintritt wesentlich mitgewirkt haben. Eine Definition, unter welchen Voraussetzungen eine Beziehung wesentlich ist und unter welchen nicht, existiert nicht. Nach der ständigen Rechtsprechung des BSG kann diese Wertentscheidung nur konkret anhand der Umstände des jeweiligen Einzelfalls durch eine vernünftige, lebensnahe Würdigung des gesamten Sachverhaltes unter Berücksichtigung des Schutzzweckes der anzuwendenden Norm abgeleitet werden. Dabei ist die Qualität der mitwirkenden Bedingungen entscheidend, nicht die Quantität oder die zeitliche Abfolge. Häufig liegt ein Sachverhalt so, daß mehrere Einzelursachen insgesamt einen Erfolg herbeigeführt haben (sog. Teil- oder Mitursache, konkurrierende Kausalität). In diesem Fall gilt: Haben mehrere Umstände zu einem Erfolg wesentlich beigetragen, so sind sie rechtlich gleichwertig nebeneinanderstehende Mitursachen, wenn sie in ihrer Bedeutung und Tragweite für den Eintritt des Erfolges annähernd gleichwertig sind. Kommt einer Mitursache gegenüber der anderen eine überragenden Bedeutung zu, so ist sie allein Ursache im Rechtssinne. Das bedeutet für den forensisch-psychiatrischen Sachverständigen: Sind schädigungsbedingte Faktoren nicht die allein wesentliche Ursache des Erfolges, sind an dessen Eintritt noch andere Faktoren kausal wesentlich beteiligt, so muß die Bedeutung und Tragweite der einzelnen Kausalreihen für den Eintritt des Erfolges abgewogen werden. Das heißt, nur wenn die schädigungsunabhängigen Faktoren die schädigungsbedingten Einwirkungen bei der gebotenen objektiven, vernünftigen und lebensnahen Würdigung so eindeutig überwiegen, daß sie als die allein wesentliche Ursache angesehen werden müssen, verdrängen sie die zwar tatsächlich bestehende, rechtlich aber dann nicht bedeutsame Kausalität der schädigenden Einwirkungen. Dagegen spricht man von „Gelegenheitsursache", wenn ein auf schädigenden Einwirkungen beruhender Gesundheitsschaden zwar in örtlichem und zeitlichem Zusammenhang mit einer „Risikotätigkeit" eingetreten ist, diese Tätigkeit aber keine wesentliche Ursache im Rechtssinn gebildet hat, vielmehr es sich bei dem schädigenden Ereignis um eine beliebig austauschbare Ursache gehandelt hat. Das bedeutet, daß die Schädigung zwar gelegentlich bei der beruflichen Tätigkeit hervorgetreten ist, sie aber nach menschlichem Ermessen auch bei jedem anderen nicht zu vermeidenden Anlaß außerhalb der beruflichen Tätigkeit oder aber ohne besonderen Anlaß zum Ausbruch gekommen wäre (z. B. hirnorganisches Psychosyndrom nach Hirnblutung im Rahmen einer Spontanruptur eines angeborenen Hirngefäßaneurysmas anläßlich einer körperlich schweren Arbeit).

Psychische Symptome im Rahmen nichtpsychotischer psychischer Störungen nach traumatischen äußeren Ereignissen können in 4 Gruppen differenziert werden (Förster 1994):

- Es kommt zu einer Reaktion auf den Unfall oder auf das Verfahren nach dem Unfall im Sinne einer abnormen Erlebnisreaktion in bezug auf Ausmaß und Dauer, welche unabhängig von der Frage einer Entschädigung bald wieder abklingt („akute Belastungsreaktion").
- Es kommt zu einem chronifizierten Verlauf im Sinne einer chronisch verlaufenden abnormen Entwicklung bei selbstunsicheren, unselbständigen, wenig differenzierten Persönlichkeiten, die schlecht oder gar nicht in der Lage sind, auf das äußere Ereignis und die möglicherweise damit verbundene Kränkung in differenzierter Weise zu reagieren („Anpassungsstörung" oder „andere Reaktion auf schwere Belastung").
- Durch das Trauma kann es bei zuvor psychisch unauffälligen Menschen zur Entwicklung von Symptomen kommen, die im Rahmen einer „posttraumatischen Belastungsstörung" zu sehen sind, wobei phänomenologisch meist Ängste oder Phobien neben dem psychischen Wiedererleben des Traumas sowie ein Vermeidungsverhalten im Vordergrund stehen.
- Durch das traumatische äußere Ereignis kann es zur Aktualisierung einer bereits bestehenden neurotischen Störung kommen. Dies ist dann der Fall, wenn das traumatische Ereignis einen spezifischen Reiz im Sinne einer „Versuchungs- oder Versagungssituation" für eine bereits bestehende Konfliktsituation darstellt. Durch den Unfall wird dabei eine latente neurotische Konfliktsituation manifest, wobei der vorbestehende Konflikt auf den Unfall verschoben wird. Der Unfall trifft auf eine bereits bestehende „neurotische Struktur", er ist letzter Anlaß zur Manifestation neurotischer Symptome und somit als Auslösung zu betrachten. Hierbei handelt es sich um seltene Ereignisse.

Grad der Behinderung (GdB)

Während in der Unfallversicherung und im sozialen Entschädigungsrecht die MdE als Maßstab für den zu bestimmenden Leistungsumfang gilt, wird im Schwerbehindertenrecht bei etwa gleichen Anwendungskriterien vom GdB gesprochen, wobei hier die Ursachen der Behinderung ohne Bedeutung sind. Wie bei der MdE ist der GdB für die jeweiligen Gesundheitsstörungen nicht gesetzlich geregelt. Für das soziale Entschädigungsrecht und das Schwerbehindertenrecht sind die „Anhaltspunkte für die ärztliche Gutachtertätigkeit im sozialen Entschädigungsrecht und nach dem Schwerbehindertengesetz", die vom Bundesminister für Arbeit und Sozialordnung herausgegeben wurden, maßgeblich. Der Gesamt-GdB wird nach dem Schwerbehindertengesetz grundsätzlich nicht summiert, sondern ist in einer Gesamtschau herausgearbeitet unter dem Aspekt, ob und inwieweit sich die einzelnen Behinderungen gegenseitig beeinflussen. Dabei wird die Behinderung mit dem größten GdB-Wert zugrunde gelegt und bei weiteren Behinderungen geprüft, inwieweit sich das Ausmaß der Gesamtbehinderung vergrößert. Als Behinderung ist jeder regelwidrige körperliche, geistige und seelische Zustand anzusehen, der nicht nur vorübergehend zu einer Funktionsbeeinträchtigung führt und einen GdB (bzw. MdE) von wenigstens 10 bedingt.

Gegenüber der MdE wird der GdB nach dem Schwerbehindertengesetz üblicherweise nicht mit einer Prozentangabe versehen. Die Angabe erfolgt vielmehr in 10er-Graden. Als Orientierung zur GdB-Einschätzung gilt (Högenauer 1993):

GdB 50 und mehr. Störungsbild mit hohem subjektiven Leidensdruck, Selbstgefährdung, stationärer und/oder intensiver engmaschiger psychotherapeutischer und medikamentöser nervenärztlicher Behandlung über einen Zeitraum von mehr als 1 Jahr, bei dem die Funktionsdefizite vergleichbar psychischen Erkrankungen im engeren Sinne sind mit längerfristiger Arbeitsunfähigkeit, Tendenz zu Berufs- und Erwerbsunfähigkeit mit entsprechenden Einschränkungen der sozialen Handlungskompetenzen.

GdB 20–40. Leichtere Störungsbilder einschließlich neurotischer, belastungs- und somatoformer Störungen, die eine regelmäßige ambulante psychiatrische Behandlung (psychotherapeutisch und/oder medikamentös) erfordern, bei der in der Regel die Berufs-/Erwerbsfähigkeit erhalten ist, längere Zeiten der Arbeitsunfähigkeit jedoch möglich und ggf. in Verbindung mit anderen somatischen Erkrankungen (z. B. Aufbrauchkrankheiten von Skelett- und Gefäßsystem) die Erwerbsfähigkeit gefährden. Die Störungsbilder sind meist von äußeren Belastungs- oder Konfliktsituationen abhängig.

GdB 10. Zum Beispiel klimakterische Verstimmbarkeit mit gelegentlich ambulanter Behandlung oder nervenärztlicher Mitbehandlung psychoreaktiver Störungen bei somatischem Grundleiden.

Nach den „Anhaltspunkten" sind Hirnbeschädigte Behinderte, bei denen das Gehirn in seiner Entwicklung gestört wurde oder durch äußere Gewalteinwirkungen, Krankheit, toxische Einflüsse oder Störungen der Blutversorgung organische Veränderungen erlitten und nachweisbar behalten hat. Als allgemeine Grundsätze für GdB/MdE-Grade bei Hirnschäden gelten:
- Hirnschäden mit geringer Leistungsbeeinträchtigung: 30–40,
- Hirnschäden mit mittelschwerer Leistungsbeeinträchtigung: 50–60,
- Hirnschäden mit schwerer Leistungsbeeinträchtigung: 70–100.

Bei organisch-psychischen Störungen wird zwischen hirnorganischen Allgemeinsymptomen, intellektuellem Abbau (Demenz) und hirnorganischen Persönlichkeitsveränderungen unterschieden, die jedoch oft kombiniert sind und fließende Übergänge zeigen können. Zu den hirnorganischen Allgemeinsymptomen („Hirnleistungsschwäche") werden vor allem Beeinträchtigung der Merkfähigkeit und Konzentration, Reizbarkeit, Erregbarkeit, vorzeitige Ermüdbarkeit, Einbuße an Überschau- und Umstellungsvermögen und psychovegetative Labilität (z. B. Kopfschmerzen, vasomotorische Störung, Schlafstörungen, affektive Labilität) gerechnet. Die hirnorganische Persönlichkeitsveränderung („hirnorganische Wesensänderung") wird von einer Verarmung und Vergröberung der Persönlichkeit mit Störungen des Antriebs und der Stimmungslage und der Emotionalität, mit einer Einschränkung des Kritikvermögens und des Umweltkontaktes sowie mit Akzentuierungen besonderer Persönlichkeitseigenarten bestimmt. Auf der Basis der organisch-psychischen Veränderungen entwickeln sich nicht selten zusätzliche psychoreaktive Störungen.

Bei Hirnschäden mit psychischen Störungen (je nach vorstehend beschriebener Art) gilt:
- leicht: GdB/MdE 30–40,
- mittelgradig: GdB/MdE 50–60,
- schwer: GdB/MdE 70–100.

Bei schizophrenen und affektiven Psychosen wird unterschieden:
- Langdauernde (wenigstens 6 Monate anhaltende) Psychose im floriden Stadium je nach Einbuße beruflicher und sozialer Anpassungsmöglichkeiten: GdB/MdE 50–100.
- Schizophrener Residualzustand (z. B. Konzentrationsstörung, Kontaktschwäche, Vitalitätseinbuße, affektive Nivellierung):
  - mit geringen und einzelnen Restsymptomen ohne soziale Anpassungsschwierigkeiten: GdB/MdE 10–20,
  - mit leichten sozialen Anpassungsschwierigkeiten: GdB/MdE 30–40,
  - mit mittelgradigen sozialen Anpassungsschwierigkeiten: GdB/MdE 50–70,
  - mit schweren sozialen Anpassungsschwierigkeiten: GdB/MdE 80–100.

- Affektive Psychose mit relativ kurzdauernden, aber häufig wiederkehrenden Phasen:
  - bei 1–2 Phasen im Jahr von mehrwöchiger Dauer je nach Art und Ausprägung: GdB/MdE 30–50,
  - bei häufigeren Phasen von mehrwöchiger Dauer: GdB/MdE 60–100.
- Nach dem Abklingen langdauernder psychotischer Episoden ist im allgemeinen eine Heilungsbewährung von 2 Jahren abzuwarten:
  - GdB/MdE-Grad während dieser Zeit, wenn bereits mehrere manische oder manisch-depressive Phasen vorangegangen sind: GdB/MdE 50,
  - sonst: GdB/MdE 30.

Eine Heilungsbewährung braucht nicht abgewartet zu werden, wenn eine monopolar verlaufene depressive Phase vorgelegen hat, die als erste Krankheitsphase oder erst mehr als 10 Jahre nach einer früheren Krankheitsphase aufgetreten ist.

Bei Neurosen, Persönlichkeitsstörungen und Folgen psychischer Traumen gilt:
- Leichtere psychovegetative oder psychische Störungen: GdB/MdE 0–20.
- Stärker behindernde Störungen mit wesentlicher Einschränkung der Erlebnis- und Gestaltungsfähigkeit (z.B. ausgeprägte depressive, hypochondrische, asthenische oder phobische Störungen, Entwicklungen mit Krankheitswert, somatoforme Störungen): GdB/MdE 30–40.
- Schwere Störungen (z.B. schwere Zwangskrankheit):
  - mit mittelgradigen sozialen Anpassungsschwierigkeiten: GdB/MdE 50–70,
  - mit schweren sozialen Anpassungsschwierigkeiten: GdB/MdE 80–100.

Eine Alkoholkrankheit liegt vor, wenn ein chronischer Alkoholkonsum zu körperlichen und/oder psychischen Schäden geführt hat. Die GdB/MdE-Bewertung ist vor allem von dem Organschaden und seinen Folgen abhängig (z.B. Leberschaden, Polyneuropathie, organisch-psychische Veränderung, hirnorganische Anfälle) und/oder vom Ausmaß der Abhängigkeit und der suchtspezifischen Persönlichkeitsveränderung bestimmt. Bei nachgewiesener Alkoholabhängigkeit mit Kontrollverlust und erheblicher Einschränkung der Willensfreiheit ist der Gesamt-GdB/-MdE-Grad aufgrund der Folgen des Alkoholkonsums nicht niedriger als 50 zu bewerten. Ist bei nachgewiesener Abhängigkeit eine weitere Entziehungsbehandlung durchgeführt worden, muß eine Heilungsbewährung abgewartet werden (im allgemeinen 2 Jahre). Während dieser Zeit ist in der Regel ein GdB/MdE-Grad von 30 anzunehmen, es sei denn, daß der Organschaden noch einen höheren GdB/MdE-Grad bedingt.

Eine Drogenabhängigkeit liegt vor, wenn ein chronischer Gebrauch von Rauschmitteln zu einer körperlichen und/oder psychischen Abhängigkeit mit entsprechender psychischer Veränderung und sozialen Einordnungsschwierigkeiten geführt hat. Der GdB/MdE-Grad ist je nach psychischer Veränderung und sozialen Anpassungsschwierigkeiten auf mindestens 50 einzuschätzen. Ist bei nachgewiesener Abhängigkeit eine Entziehungsbehandlung durchgeführt worden, muß eine Heilungsbewährung abgewartet werden (im allgemeinen 2 Jahre). Während dieser Zeit ist in der Regel ein GdB/MdE-Grad von 30 anzunehmen.

Invalidität

Der Begriff wird vor allem in der privaten Unfallversicherung verwandt im Sinne einer „dauernden Beeinträchtigung der körperlichen oder geistigen Leistungsfähigkeit", wobei es auch hier feste Invaliditätsgrade gibt.

Behinderung

Nach der WHO-Definition von 1976 gilt Behinderung als „eine vorhandene Schwierigkeit bei der Ausübung einer oder mehrerer Tätigkeiten, die dem Alter, Geschlecht und der normativen sozialen Stellung entsprechend als wesentliche und grundlegende Komponenten des täglichen Lebens angesehen werden, wie z. B. Selbständigkeit, soziale Beziehungen und berufliche Betätigung". Behinderung als Prozeß ist nach der WHO als Folge dargestellt: Dem Schaden (impairment) folgt die funktionelle Einschränkung (disability) und daraus die soziale Beeinträchtigung (handicap). Nach dem Schwerbehindertengesetz gilt als Behinderung die Auswirkung einer nicht nur vorübergehenden Funktionsbeeinträchtigung, die auf einem regelwidrigen körperlichen, geistigen oder seelischen Zustand beruht. Gemäß § 3 Abs. 1 Schwerbehindertengesetz ist der Zustand regelwidrig, der von dem für das Lebensalter typischen abweicht. Als nicht nur vorübergehenden Zeitraum gilt ein Zeitraum von mehr als 6 Monaten.

Rehabilitation

Nach dem Grundsatz „Rehabilitation vor Rente" sollen körperlich, geistig oder seelisch Behinderte über die ärztliche Akutbehandlung hinaus mit Hilfe medizinischer, beruflicher und sozialer Maßnahmen in die Lage versetzt werden, ihre Fähigkeiten und Kräfte zu entfalten, einen angemessenen Platz in der Gemeinschaft zu finden und eine dauerhafte berufliche Eingliederung zu erreichen. Die Durchführung der medizinischen Rehabilitation obliegt den gesetzlichen Krankenkassen, der gesetzlichen Rentenversicherung, der gesetzlichen Unfallversicherung, aber auch den Organen der sozialen Entschädigung und der Sozialhilfe, bei der beruflichen Rehabilitation in erster Linie der Bundesanstalt für Arbeit, aber auch den Unfall- und Rentenversicherungsträgern. Sonderformen der medizinischen Rehabilitation sind die Anschlußheilbehandlung (AHB) in unmittelbarem Anschluß an den akut erforderlichen Krankenhausaufenthalt in einer besonders spezialisierten Rehabilitationsklinik, z. B. nach Schädel-Hirn-Traumen, aber auch die psychosomatische Heilbehandlung ebenfalls in spezialisierten Rehabilitationskliniken sowie die Entwöhnungsbehandlung in entsprechenden Fachkliniken. Hauptleistungsträger sind die gesetzlichen Rentenversicherungen.

Schwerpflegebedürftigkeit

Schwerpflegebedürftigkeit ist im § 53 (1) SGB V definiert:

> **§ 53 (1) SGB V**
> Versicherte, die nach ärztlicher Feststellung wegen einer Krankheit oder Behinderung so hilflos sind, daß sie für die gewöhnlichen und regelmäßig wiederkehrenden Verrichtungen im Ablauf des täglichen Lebens auf Dauer in sehr hohem Maße der Hilfe bedürfen (Schwerpflegebedürftige) erhalten häusliche Pflegehilfe.

Dabei werden 3 Stufen unterschieden:
- *Stufe I:* Erheblich Pflegebedürftige, d. h. Personen, die für wenigstens 2 Verrichtungen im Bereich der Körperpflege, der Ernährung, der Mobilität und der hauswirtschaftlichen Versorgung einmal täglich Hilfe bedürfen.

- *Stufe II:* Schwerpflegebedürftige, d. h. Personen, die mindestens 3mal täglich zu verschiedenen Tageszeiten Hilfe benötigen.
- *Stufe III:* Schwerstpflegebedürftige, d. h. Personen, die rund um die Uhr Hilfe im obigen Sinne brauchen.

Diese Einteilung der Pflegestufen begründet den monatlichen Anspruch auf Pflegegeld und Pflegesachleistungen gemäß Pflegeversicherungsgesetz.

Krankenhauspflegebedürftigkeit

Im Rahmen der Begründung der Leistungsgewährung geht es hierbei in der Regel um die Frage, ob ein Krankheitsfall im Sinne einer Krankenhauspflegebedürftigkeit oder ob ein Pflegefall vorliegt, der auch außerhalb des Krankenhauses behandelt werden kann. Hier muß im Einzelfall die konkrete psychopathologische Symptomatik mit den jeweiligen Auswirkungen dargestellt werden; unzureichend ist lediglich die Angabe einer psychiatrischen Diagnose ohne nähere Differenzierung mit schematischer Zuordnung. Konkret muß die auf der klinischen Symptomatik beruhende psychiatrische Diagnose einschließlich der Einschätzung des Schweregrades einer ggf. vorliegenden psychischen Störung dargelegt und in diesem Zusammenhang erörtert werden, ob es erforderlich ist, die vorliegende psychische Störung gerade mit den Mitteln eines Krankenhauses zu behandeln oder ob hierzu ambulante ärztliche Versorgung ausreichend ist. Bei den zu berücksichtigenden Therapiezielen geht es um Heilung oder Besserung der Erkrankung, Leidenslinderung, Verhinderung oder Verzögerung einer Verschlimmerung sowie um Lebensverlängerung.

Literatur

American Psychiatric Association: Diagnostic and Statistical Manual of Mental Disorders, 4th ed. Washington, 1994 (Deutsche Ausgabe: Saß, H., H.U. Wittchen, M. Zaudig: Diagnostisches und statistisches Manual Psychischer Störungen DSM-IV. Hogrefe, Göttingen 1996)

Arbeitsgemeinschaft für Methodik und Dokumentation in der Psychiatrie (AMDP): Das AMDP-System, 5. Aufl. Hogrefe, Göttingen 1995

Bundesministerium für Arbeit und Sozialordnung: Anhaltspunkte für die ärztliche Gutachtertätigkeit im sozialen Entschädigungsrecht und nach dem Schwerbehindertengesetz. Bundesministerium für Arbeit und Sozialordnung, Bonn 1996

Degkwitz, R., H. Helmchen, G. Kockott, W. Mombour: Diagnosenschlüssel und Glossar psychiatrischer Krankheiten. Deutsche Ausgabe der internationalen Klassifikation der Krankheiten der WHO (ICD), 9. Revision der ICD, 5. Aufl. Springer, Berlin 1980

Diederichsen, U.: Juristische Voraussetzungen. In Venzlaff, U., K. Förster: Psychiatrische Begutachtung. Fischer, Stuttgart 1994

Dilling, H., W. Mombour, M.H. Schmidt: Internationale Klassifikation psychischer Störungen (ICD-IO), 2. Aufl. Huber, Bern 1994

Dittmann, V.: Zur Methodik der psychiatrischen Begutachtung im Strafrecht. TW Neurol. Psychiat. 5 (1991) 235–250

Esser, G., A. Fritz, M. H. Schmidt: Die Beurteilung der sittlichen Reife Heranwachsender im Sinne des §105 JGG – Versuch einer Operationalisierung. Mschr. Krim. 74 (1991) 356–368

Förster, K.: Psychiatrische Begutachtung im Sozialrecht. In Venzlaff, U., K. Förster: Psychiatrische Begutachtung. Fischer, Stuttgart 1994

von Gerlach, J.: In dubio pro reo und Schuldfähigkeit im Bereich der Alkoholdelinquenz. In Ebert, U.: Aktuelle Probleme der Strafrechtspflege. De Gruyter, Berlin 1991

Hausotter, W.: Neurologische Begutachtung. Einführung und praktischer Leitfaden. Schattauer, Stuttgart 1995

Högenauer, H.: Fehlerquellen bei der Begutachtung psychoreaktiver Störungen. Med. Sach. 89 (1993) 172–175

Konrad, N.: Fehleinweisung in den psychiatrischen Maßregelvollzug. NStZ 11 (1991) 315–321

Konrad, N.: Forensisch-psychiatrische Gutachten im Unterbringungsverfahren gemäß §63 StGB. Med. Sach. 88 (1992a) 25–28

Konrad, N.: Zur Beachtung der Einweisungskriterien bei Unterbringungen in einer Entziehungsanstalt gemäß §64 StGB. Strafverteidiger 12 (1992b) 597–602

Konrad, N.: Aufgaben des psychowissenschaftlichen Sachverständigen im neuen Betreuungsrecht. R & P 10 (1992c) 2–9

Konrad, N.: Der sogenannte Schulenstreit – Beurteilungsmodelle in der Forensischen Psychiatrie. Psychiatrie, Bonn 1995a

Konrad, N.: Probleme der forensisch-psychiatrischen Beurteilung von Rauschzuständen. Med. Sach. 91 (1995b) 5–9

Konrad, N.: Psychiatrische Richtungen und Schuldfähigkeit. Verlag Dr. Kovac, Hamburg 1995c

Nedopil, N.: Die medikamentöse Versorgung als Heilbehandlung gemäß §1904 BGB. FamRZ 40 (1993) 24–26

Neubauer, H.: Kriterien für die Beurteilung der Einwilligungsfähigkeit bei psychisch Kranken. Psychiat. Prax. 20 (1993) 166–171

Pfäfflin, F.: Transsexualität. Beiträge zur Psychopathologie, Psychodynamik und zum Verlauf. Enke, Stuttgart 1993

Rasch, W.: Forensische Psychiatrie. Kohlhammer, Stuttgart 1986

Rasch, W.: Die psychiatrisch-psychologische Beurteilung der sogenannten schweren anderen seelischen Abartigkeit. StV 11 (1991) 126–131

Rasch, W.: Zweifelhafte Kriteriologien für die Beurteilung der tiefgreifenden Bewußtseinsstörung. NJW 49(1993) 757–761

Rauschelbach, H.: Tafeln für den Gutachter: Erwerbsunfähigkeit. Med. Sach. 86 (1990) 103

Rösner, N.: Fehlerquellen bei Begutachtungen im Versorgungswesen – aus ärztlicher Sicht. Med. Sach. 89 (1993) 148–152

Saß, H.: Handelt es sich bei der Beurteilung von Affektdelikten um ein psychopathologisches Problem? Fortschr. Neurol. Psychiat. 53 (1985) 55–62

Schäfer, B.: Fehlerquellen bei Begutachtungen im Versorgungswesen – aus der Sicht der Verwaltung. Med. Sach. 89 (1993) 153–157

Schreiber, L. H.: Die medikamentöse Versorgung als Heilbehandlung gemäß § 1904 BGB n.F. im zukünftigen Betreuungsgesetz. FamRZ 38 (1991) 1014–1022

Venzlaff, U., K. Förster: Psychiatrische Begutachtung. Fischer, Stuttgart 1994

Wegener, H.: Einführung in die Forensische Psychologie. Wiss. Buchgemeinschaft, Darmstadt 1981

Sachverzeichnis

A
Abartigkeit 33, 44, 60
Ablehnung eines Sachverständigen 2
Ablehnung eines Gutachtenauftrages 1
Affekt 9, 25
Aktenauszüge 9
Aktenlage 10, 48
Alltagstest 89
Anamnese, allgemeine 7, 49
– forensische 8
– gynäkologische 7
Anfängerfehler 11
Anknüpfungstatsachen 1, 2, 5, 11
Anschlußheilbehandlung 104
Anthropologische Schule 39
Arbeitsunfähigkeit 91, 92, 93, 102
Ärztliches Zeugnis 74
Aufgabenkreise 73, 76, 77, 86
Auswahl des Betreuers 77

B
BAK 17, 19, 24, 60
Befangenheitsantrag 11
Befunde 8
Begutachtungssituation 3
Behandlungsaussicht 47
Behandlungsmotivation 40
Behandlungsnotwendigkeit 77
Behandlungsprognose 47, 60
Behinderung 104
– körperliche 71
Bekanntmachung der Entscheidungsgründe 74
Belehrung 2
Beobachtung, stationäre 2
Berufsunfähigkeit 91, 93
Betreuerbestellung 71, 73, 86
Betreuung 71, 72, 88
Betreuungsrechtliche Unterbringung 77
Beurteilungsmodell 38, 39, 95
Bewußtseinsstörung 25, 30, 85, 87
Bewußtseinsveränderungen 8

D
Denken 9
Diagnose 11, 12, 14, 83, 105
Dienstunfähigkeit 91, 93
Dolmetscher 6

E
Eigenanamnese 7, 49
Einbestellungsschreiben 2, 5
Einsichtsfähigkeit 4, 36, 41, 85
Einwilligungsfähigkeit 83, 84
Einwilligungsvorbehalt 73, 74, 86
Entlassungsentscheidungen 62
Erforderlichkeitsgrundsatz 73
Ermittlungsverfahren 2
Ermüdungszustände 69, 70
Erprobungsformel 62
Erwerbsunfähigkeit 91, 93, 94, 99, 102

F
Familienanamnese 6, 48
Fangfrage 12
Fehlerquelle 12
Fremdanamnese 2
Führungsaufsicht 5, 62

G
Gegenübertragung 3
Gelegenheitsursache 100
Geschäftsfähigkeit 71, 73, 85, 86, 87
– Geschäftsunfähigkeit, partielle 85
Geschlechtsrolle 89
Glaubwürdigkeit 11
Grad der Behinderung (GdB) 91, 101
Gutachtenschema 10
Gutachter 1, 90

H
Haftfähigkeit 69
Handlungskompetenz 11, 32, 39, 102
Hang 47, 60
Heilbehandlung 78, 83, 92
Heranwachsende 64
Hilfskräfte 1

I
Ich-Störungen 9
Intelligenz 9
Intelligenzminderung 30
Intervall, luzides 87
Interview 6
Invalidität 103

K
Kausalität 100
Klassische Psychiatrie 38
Kompetenzüberschreitung 3
Krankenhauspflegebedürftigkeit 105
Krankheitsbegriff 15, 33, 38, 39, 90, 94

L
Lebensgang 7
Leidensdruck 46

M
Maßnahme, unterbringungsähnliche s. unterbringungsähnliche Maßnahme
Maßregel 2, 4
Maßregelvollstreckung 5
Maßregelvollzug 5
Merkmale, normative 4, 36
- psychische 4, 13
Methode, statistische 63
Minderbegabung 32, 86
Minderung der Erwerbsfähigkeit (MdE) 91, 99
Mittelanamnese 7, 49
Mitursache 100
Mnestik 8
Motivation 47

N
Neutralität 3

O
Öffentlich-rechtliche Unterbringung 77, 82
Orientierung 8

P
Personenstandsänderung 88
Persönlichkeitsauffälligkeiten 6
Persönlichkeitsbeschreibung 12
Persönlichkeitsstörung 33, 71, 87
Pflegestufen 105
Prognose 32, 42, 46, 47, 72, 89
- intuitive 63
- klassische 63
Prognosemethoden 62
Prozeßfähigkeit 87, 88
Psychiatrie, klassische s. klassische Psychiatrie
Psychiatrische Richtung 38
Psychoanalyse 39

R
Realitätswahrnehmung 4
Reife 61, 64
Reifekriterien 65ff.
Risikotätigkeit 100

S
Sachkunde 1
Schuld 3, 4
Schuldfähigkeit 1, 3, 14, 17, 19, 33, 36, 37, 40, 41, 42
- verminderte s. verminderte Schuldfähigkeit
Schule, anthropologische s. anthropologische Schule
Schwachsinn 30
Schwerpflegebedürftigkeit 104
Seitenumfang 10
Selbstgefährdung 77, 79
Sexualität 7
Sicherungsverwahrung 61, 62
Sinnestäuschungen 9
Stationäre Beobachtung s. Beobachtung, stationäre
Steuerungsfähigkeit 4, 14, 17, 36, 41
Stimmung 9
Symptomatizität 40, 41, 42, 47, 60

T
Testierfähigkeit 86, 87
Testverfahren 9
Transsexualismus 88, 89

U
Unterbringung 40, 46, 61, 62
- betreuungsrechtliche s. betreuungsrechtliche Unterbringung
- öffentlich-rechtliche s. öffentlich-rechtliche Unterbringung
Unterbringungsähnliche Maßnahme 78, 82
Unterbringungsmaßnahme, vorläufige s. vorläufige Unterbringungsmaßnahme
Unterbringungsvoraussetzungen 12, 40, 41, 47
Untersuchungsschema 6

V
Verantwortlichkeit 64
Verhältnismäßigkeit 41, 47, 82
Verhandlungsfähigkeit 69, 87
Verminderte Schuldfähigkeit 4, 46
Vernehmungsfähigkeit 69
Verstehensgrenze 1
Vollstreckungsaufschub 69
Vollstreckungsbehörde 5
Vollstreckungsreihenfolge 48, 60
Vollzugslockerungen 62
Vollzugsuntauglichkeit 69
Vorführung 2
Vorgutachten 12
Vorläufige Unterbringungsmaßnahme 74
Vornamensänderung 88
Vortrag 11
Vorverfahren 2

W
Widmark-Formel 17

Z
Zeugnis, ärztliches s. ärztliches Zeugnis
Zusammenfassung 10
Zusatzuntersuchungen 6

Im Spannungsfeld zwischen Medizin und Justitia

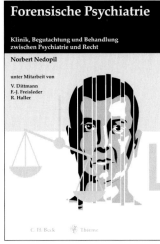

Forensische Psychiatrie

Klinik, Begutachtung und Behandlung zwischen Psychiatrie und Recht

Norbert Nedopil

unter Mitarbeit von
V. Dittmann
F.-J. Freisleder
R. Haller

Plus:
- Rechtssprechung in Österreich und Schweiz
- Rechtsfragen bei Kindern und Jugendlichen

1996. 320 S., DM 148,–
ISBN 3 13 103451 3

Darstellung der praktischen und formalen Aspekte der Begutachtung

Fragen der Straffälligkeit, Begutachtung im Straf-, Zivil- und Sozialrecht
→ Immer in direktem Bezug zur psychiatrischen Krankheitslehre

Gutachterliche Entscheidungsfindung zu speziellen Problemstellungen:
- z. B. Sexualverbrechen, Tötungsdelikten, Selbsttötung

Ihre Fachzeitschrift:

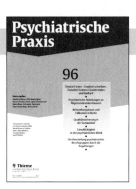

▶ Fordern Sie ein Probeheft an:
Georg Thieme Verlag
Leserservice Psychiatrie
Postfach 30 11 20, 70451 Stuttgart

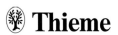